# 临床药物应用与医学影像技术

王　姣等　著

汕头大学出版社

图书在版编目（CIP）数据

临床药物应用与医学影像技术 / 王姣等著．-- 汕头：
汕头大学出版社，2022.9
ISBN 978-7-5658-4804-9

Ⅰ．①临… Ⅱ．①王… Ⅲ．①临床药学②影像诊断
Ⅳ．① R97 ② R445

中国版本图书馆 CIP 数据核字（2022）第 174245 号

**临床药物应用与医学影像技术**

LINCHUANG YAOWU YINGYONG YU YIXUE YINGXIANG JISHU

作　　者：王　姣　等
责任编辑：黄洁玲
责任技编：黄东生
封面设计：刘梦杳
出版发行：汕头大学出版社
　　　　　广东省汕头市大学路 243 号汕头大学校园内　邮政编码：515063
电　　话：0754-82904613
印　　刷：廊坊市海涛印刷有限公司
开　　本：710mm×1000 mm　1/16
印　　张：14
字　　数：230 千字
版　　次：2022 年 9 月第 1 版
印　　次：2023 年 1 月第 1 次印刷
定　　价：128.00 元
ISBN 978-7-5658-4804-9

# 前　言

*Preface*

医药科技和影像学的不断进步，极大地推动了临床药学的发展和影像技术的更新。为了顺应时代变化，更好地指导临床诊断、药学等方面的实际工作，进一步满足医药工作者的实际临床需求，编者结合自身丰富的药学、影像学经验，以及相关疾病的临床诊治指南和国内外相关文献，编写了本书。

本书首先详细介绍了护理药理学基础理论、抗生素药理学与用药指导、其他药物药理学与用药指导，然后介绍了心血管肿瘤影像学、肺癌的影像学、肺部良性病变影像学、乳腺疾病影像学、女性生殖系统疾病的影像学、CT 质量控制。本书内容力求严谨准确、科学实用，尽可能做到全面覆盖，重点突出，既体现理论的完整性，又强调实践的系统性，可以作为临床医师、药师、护士的参考用书。由于编者水平有限，书中难免存在疏漏和不足之处，恳请广大读者提出宝贵的修改建议，以便再版时改正。

# 目　录

Contents

# 第一章　护理药理学基础理论

## 第一节　认识护理药理学

### 一、护理药理学的概念和任务

药物是指作用于机体，调节、影响其形态结构、生理功能、代谢水平、遗传过程，具有诊断、防治疾病及计划生育等用途的化学物质，一般可按其来源分为天然药物、化学合成药物和生物技术药物等。

药理学是研究药物与机体相互作用规律及其机制的科学，既是医学与药学的交叉学科，又是基础医学与临床医学之间的桥梁学科。其中，研究药物对机体作用规律及其机制的科学称为药物效应动力学，简称药效学；研究机体对药物的处置过程及血药浓度随时间而变化的规律的科学称为药物代谢动力学，简称药动学。药效学和药动学构成药理学学科的两大结构体系。

药物均具有客观的药理作用，其实际疗效除取决于药物自身化学结构和制剂因素外，也受使用方法、护理措施、心理因素、环境因素等药外因素的影响。药物均具有一定的不良反应，使用不当甚至会带来药源性疾病，也会影响最终的治疗效果。

同一种化合物，因为使用剂量和方法的不同，可能分别成为食物、药物和毒物，因此国家专门制定了《中华人民共和国药品管理法》等一系列法律法规对药物和药品实行严格管理。为规范药物和药品的具体使用，国家还实行了"处方药与非处方药分类管理制度"和"国家基本药物制度"。实行上述制度是深化我国医药卫生体制改革，提高人民群众健康水平的重要举措。

## 二、用药护理概述与药品常识

### （一）用药护理概述

用药护理是护理学与药理学交叉融合的应用型学科，其任务是指导和帮助护理人员，在药理学基本原理的指导下，在临床护理、预防保健等工作中，正确、合理地应用药物，充分发挥疗效，减少或避免不良反应，提高护理质量。药理学在护理工作中的核心问题就是临床工作中的用药护理问题。

因此，护理专业的学生通过学习本门课程，可全面理解、掌握药物作用、临床用途、不良反应等知识，了解影响因素和注意事项，初步具备药物应用时的护理技能及合理用药和宣传教育的能力，能够在未来的工作岗位上，正确执行药物治疗方案，合理、高效地进行用药护理，提高患者的治疗效果和生活质量。

护士时刻工作在临床工作的第一线，是用药护理的实施者，承担着执行处方或医嘱，观察药物治疗效果和不良反应，指导合理用药，开展预防保健和健康教育等职责。用药护理可以按护理工作流程划分为用药前、用药中、用药后三个阶段。

1.用药前

（1）仔细阅读医嘱、处方，掌握患者用药史等基本信息。

（2）熟悉药物应用知识，如选择药物的依据和药品的类别，以及相关适应证和不良反应等，要熟悉具有"三致"等特殊毒性作用的药物，时刻注意特殊药品的管理制度。

（3）熟悉选用药物的剂型、规格、剂量、用法、疗程及注意事项，特别注意婴幼儿适宜剂型的选择。

（4）熟悉药物的不良反应和防治措施，了解有关配伍禁忌，熟记混合配置静脉药物的规范和要点。

（5）做好护患沟通和心理护理等配合措施。

2.用药中

严格执行护理操作规范给药，如"三查、七对、一注意、六准确"等。如患者自行服用，要认真指导用药，必要时加强对患者家属的给药指导。同时，要注意以下几点。

（1）未经医生许可不得随意变更给药方案，如剂量、滴速、间隔、时间和次数等，尤其是新生儿、婴儿、儿童的剂量换算要确保无误。

（2）认真观察和评估疗效、不良反应，如有异常情况及时报告医生。

（3）评估用药依从性，备有患者给药困难时的替代补救措施，做好护患沟通和合理用药宣教。

3.用药后

（1）结合患者实际，客观评估药物疗效和不良反应，配合医生采取相应措施。

（2）准确回顾、总结用药护理过程，协助医生评价、完善药物治疗方案。

（3）清点药具、药械，做好病区药品使用登记、核对等工作，尤其是对特殊管理的药品，严格按照有关规定管理。

（4）开展合理用药的健康教育，尤其是对出院患者和家属加强用药指导，提高药物远期疗效或社区用药水平。

## （二）药品管理与药品制剂常识

1.药品管理有关知识

（1）药品管理法规：《中华人民共和国药品管理法》是我国药品管理工作的主要法律依据，于1985年7月1日颁布实施，新修订的药品管理法于2019年12月1日施行，并制定了相应的《中华人民共和国药品管理法实施条例》。国家药品监督管理局等部门还制定了相应的法规，来规范我国药品的使用，加强药品监督管理，保证人民群众的用药安全。

在护理工作中经常用到的法律法规还包括《麻醉药品和精神药品管理条例》《医疗用毒性药品管理办法》《处方管理办法》《药品不良反应报告和监测管理办法》《药品说明书和标签管理规定》。

（2）药典：国家记载和规定药品规格、标准的法典，是药品生产、检验、供应和使用的法定依据。药典所收载的药物为法定药，可依法在市场上流通使用。药典一般每隔5年再版一次，由国家药品监督管理局主持编纂，其颁布实施的最新版药典是《中华人民共和国药典（2020年版）》。

（3）处方药、非处方药：为了保障人民用药安全，使用方便，我国颁布了《处方药与非处方药分类管理办法（试行）》并于2000年1月1日起施行。

①处方药（Rx）：必须凭执业医师或执业助理医师处方才可调配、购买和使用的药品。

②非处方药（OTC）：应用安全、质量稳定、疗效确切，不需要凭执业医师或执业助理医师处方即可自行判断、购买和使用的药品。非处方药根据其安全性又划分为甲、乙两类。甲类非处方药只限于在医疗机构和社会药房，在药师指导下购买使用，而乙类非处方药可以在经药品监督管理部门批准的普通商业企业零售。

处方药与非处方药的比较见表1-1。

表1-1　处方药和非处方药的比较

| 项目 | 处方药 | 非处方药 |
| --- | --- | --- |
| 使用决定权 | 有执业资格的医师、助理医师 | 在药师指导下，由使用者自行确定 |
| 使用疗程 | 由病情和治疗需要决定 | 有明确限制，一般疗程较短 |
| 药品经诉部门 | 各级医疗机构和社会药店 | 医疗机构、社会药店、经批准的商店 |
| 药物剂型种类 | 各种适宜剂型 | 仅限于口服剂型和外用剂型 |
| 药品说明书 | 用规定格式和专业术语介绍 | 用科学易懂、详细准确的文字介绍 |
| 药品外包装 | 无特殊标记要求 | 印有OTC专有标识 |
| 广告宣传范围 | 医药卫生类专业学术刊物 | 各类大众传播媒介均可 |

（4）国家基本药物制度：基本药物是指适应基本医疗卫生需求，剂型适宜，价格合理，能够保障供应，公众可公平获得的药品。我国于2010年全面实行这一基本药物制度，政府举办的基层医疗卫生机构、非营利性医疗机构全部配备和使用基本药物，其他各类医疗机构也必须按规定使用基本药物。

我国纳入国家基本药物的品种都应是《中华人民共和国药典》所收载的，或者国家药品监督管理部门颁布药品标准的品种。其遴选原则是"防治必需""安全有效""价格合理""中西药并重""基本保障""临床首选""基层能够配备"。

（5）特殊管理的药品：根据《中华人民共和国药品管理法》的有关规定，麻醉药品、精神药品、医疗用毒性药品和放射性药品要实行严格的特殊管理，这些称为特殊管理的药品。具体要按照国家药品监督管理部门制定的各类特殊管理的药品的实施细则严格执行。

①麻醉药品：连续使用易产生身体依赖、能成瘾癖的药品，包括阿片类、可卡因类、大麻类、化学合成麻醉药品类，以及国家药品监督管理部门指定的其他易成瘾癖的药品、药用植物原料及其制剂。

②精神药品：直接作用于中枢神经系统，产生兴奋或抑制作用，长期连续使用能产生依赖性的药品。根据致依赖性的程度和危害程度，其又分为第一类精神药品和第二类精神药品。第一类精神药品致依赖性、毒性和成瘾性更强，管理更为严格。

③医疗用毒性药品：毒性剧烈，治疗剂量与中毒剂量相近，使用不当会致人中毒或死亡的药品，如砒霜、生半夏、阿托品、氢溴酸东莨菪碱等。

④放射性药品：用于临床诊断或者治疗的放射性核素制剂或者其标记药物。常见的有放射性同位素发生器及其配套药盒、放射免疫测定盒等，如$^{131}$I、$^{132}$P等。

（6）药品的标识规定：根据我国药品管理法规的有关规定，依据《中国药品通用名称命名原则》组织制定的药品名称，称为中国药品通用名称（CADN），简称通用名，其名称具有强制性、约束性，药品标签、说明书、包装上必须使用通用名，并且不可作为商标注册。另外，不同药品生产企业可以在一个通用名下申请自己独有的注册商标的商品名称，称为专有名，学术刊物和著作中不可出现专有名。依据药物化学结构命名法命名的称为化学名，由于过于烦琐，一般很少被大众和医护人员使用，多在药典和说明书中作为通用名的补充。有些药品有约定俗成的名称，称为别名，如对乙酰氨基酚又称为扑热息痛等。别名不具有约束性，不受法律保护。

另外，为保护患者隐私，药名应避免可能暗示患者疾病和治疗的信息。对药效结构相似的药物，可采用常用字节（字母特定组合，如β受体阻断药采用"-olol"或"**洛尔"命名）来表小有关类别。

（7）药品包装常用标识：

①批准文号：药品生产、上市和使用必须取得国家药品监督管理部门批准的生产许可，即批准文号。其格式为"国药准（试）字＋1位字母＋8位数字"，其含义如下。"准"字代表国家批准正式生产的药品，"试"字代表国家批准试生产的药品；字母代表药品类别，"H"代表化学药品，"Z"代表中药制剂，

"B"代表保健药品，"S"代表生物制品，"J"代表进口分装药品，"F"代表药用辅料，"T"代表体外化学诊断试剂；8位数字中第1～2位是批准文号的来源，即省、自治区、直辖市行政代码前两位，第3～4位是文号批准年份，系公元年的后两位，第5～8位是顺序号。

②批号：用于识别"批"的一组数字或字母加数字，以保证药品的可追溯性。一般采用8位数字表示批号，第1～4位表示年，第5～6位表示月，第7～8位表示日期，如2015年5月1日生产的药品批号一般写为20150501。

③有效期：在规定的贮存条件下能够保证药品质量的期限。例如，某药的有效期至2015年5月31日，表明可使用到此日期，从2015年6月1日起便不准使用了。有的标明有效期的年限，则可从该药品的批号，推算其有效期。例如，某药批号为20150501，有效期2年，则该药可用至2017年5月1日。

④失效期：药品在规定的贮存条件下，质量开始下降，达不到原质量标准的时间。例如，某药标明失效期为2015年5月1日，则表示该药只能用至2015年4月30日。

（8）药品说明书：记载和说明药品安全性、有效性等重要信息的法定文件，是药品选用的法定依据和用药指南。根据《药品说明书和标签管理规定》的要求，其内容应包括药品的品名、规格、生产企业、药品批准文号、批号、有效期、主要成分、适应证或功能主治、用法用量、禁忌、不良反应和注意事项、药品的贮存条件、生产厂家、通信地址等。中药制剂的说明书还应包括主要药味（成分）性状、药理作用、贮藏等。药品说明书由国家药品监督管理部门核准，不得随意更改。药品说明书是护理人员不断学习药学知识的重要资料。

2.药物制剂常识

药物制剂是指按照国家颁布的药品规格、标准，将原料药物加工制成具有一定形态和规格，便于使用和保存的药物制品，其具体形态叫作剂型。临床常用剂型按其形态可分为固体剂型、液体剂型、半固体剂型。

（1）固体剂型：本类剂型最常用，一般理化性质稳定，生产成本相对较低，使用方便，尤其适用于长期应用和患者自行使用，但吸收影响因素较多，起效较慢。

①片剂：药物与适宜的赋形剂混合，通过制剂技术制成的固体制剂，主要供

口服。外层包衣的片剂又称包衣片，又可分为肠溶衣片、糖衣片等。肠溶衣片不能嚼碎吞服，糖衣片应密闭防潮保存。另外，为了改进药物的吸收，延迟作用时间，研究人员又研制出新型片剂，如控释片、缓释片、泡腾片、异型片等，满足不同治疗需要。

②胶囊剂：将药物分装于空胶囊内制成的制剂。该剂型综合了散剂分散快和片剂便于使用等优点，较为常用，如氨苄西林胶囊。

③冲剂：也称颗粒剂，是生药提取物或药物加适量辅料制成的干燥颗粒状内服制剂，服用时用温开水冲化即可，由于分散度好，应用价值较高，如板蓝根冲剂。

④丸剂：将药物与黏合剂或辅料混合做成的球形固体制剂，如藿香正气丸，另外，根据赋形剂不同也可再分为水丸和蜜丸等。

其他固体制剂如散剂、微型胶囊、膜剂等。

（2）液体剂型：本类剂型是将药物分散在液体介质中，分散度好，起效快，剂量易于调控。

①注射剂：供注入人体内使用的药物灭菌制剂。常用的分装容器有安瓿、西林瓶、分液袋或大输液瓶。注射剂包括溶液、乳浊液、混悬液及供临用前配成溶液或混悬液的粉剂。油剂、混悬剂不得静脉给药，以免发生血管栓塞。

②溶液剂：非挥发性的药物的澄明水溶液，可供内服和外用。外用溶液应在瓶签上注明"外用"及"切勿内服"字样。

③酊剂：一定浓度的生药乙醇浸出液或化学药品的乙醇溶液，如橙皮酊。

④合剂：含有两个及两个以上可溶性或不溶性粉末药物的透明或悬浊液，多供内服，如胃蛋白酶合剂。

⑤糖浆剂：含有药物或芳香物质的近饱和浓度的蔗糖水溶液，如可待因糖浆。

⑥流浸膏：生药材的浸出液经浓缩，调整其浓度至规定标准后的液体制剂。一般每毫升应与原生药1 g相当，如益母草流浸膏。

⑦其他液体剂型：如水剂、洗剂、胶浆剂、喷雾剂、气雾剂、滴眼剂、滴鼻剂等。

（3）半固体剂型：本类剂型介于固体剂型和液体剂型之间，分散度较好，作用时间较长，适于外用。

①软膏剂：药物与适宜基质混合均匀制成的膏状外用制剂，多供皮肤、黏膜用药，如硫黄软膏。

②乳膏剂：由脂肪酸与碱性物质作用而制成的一种稠厚乳状剂型，较软膏易于吸收，不污染衣物，如氟氢可的松乳膏。

③眼膏剂：供眼用的细腻灭菌软膏，如四环素眼膏。

④栓剂：供人体腔道内给药的半固体制剂，形状和大小因用药腔道而异，进入人体腔道后可软化、溶解、释放出药物，如咪康唑阴道栓。

（4）制剂的外观检查：护士按医嘱或处方向药房领取后，在使用药物前，应进行制剂外观质量的一般检查，发现变质、包装破损、标签不明，应停止使用。

①对固体剂型的检查：要求计量准确、均匀，剂型形态完好，无潮解松软、变硬、变色等情况，包衣片的片面不得有色斑或粘连。

②对液体剂型的检查：溶液有无霉变、变色、絮状物等，溶液剂及注射剂必须澄明、无沉淀、无异味。注射剂的安瓿或药瓶标签清晰、外观清洁、无裂痕或破损、封口严密方可应用。

③对半固体剂型的检查：药剂质地均匀、无变色、无霉变、无酸败异味等。栓剂的栓体不得变软。

## 三、处方与医嘱的常识

### （一）处方的概念和种类

处方是由注册的执业医师和执业助理医师（以下简称"医师"）在诊疗活动中为患者开具的，由药学专业技术人员审核、调配、核对，并作为医疗用药发药凭证的医疗文书。处方也是患者取药的依据，并具有法律凭证作用。处方一般有医疗处方、法定处方和协定处方三类，在临床医疗工作中以医疗处方最为常用。

执行处方是护士的日常工作，关系到患者的治疗效果和健康安危，必须认真对待，严格实行"三查七对"等护理制度，若有疑问，应及时与医师联系，不得随意变更处方。

（二）医疗处方的结构

现行医疗处方的结构分为三部分：前记、正文和后记。

1.前记

前记包括医疗卫生机构的名称、处方笺编号、患者信息、门诊或住院病历号、科别或病室和床位号、临床诊断、开具日期等，并可添列专科要求的项目。

2.正文

正文以RP或R［拉丁文recipe（请取）的缩写］或者汉字"取"标示，分列药品名称、剂型、规格、数量、用法等。

3.后记

医师签名或加盖专用签章以示负责，并标有药品划价的金额，以及审核、调配、核对、发药的药学专业技术人员签名。

（三）医疗处方的书写规则

医疗处方由具有处方权的医师按规定格式在专用处方笺上以钢笔、签字笔、圆珠笔书写。麻醉药品处方、急诊处方、儿科处方、普通处方的印刷用纸应分别为淡红色、淡黄色、淡绿色、白色，并在右上角以文字注明。处方字迹必须清楚，不得涂改，如有修改，必须在修改处签名及注明修改日期。处方内容要书写完整。

药品名称以《中华人民共和国药典》和《中国药品通用名称》收载的通用名或经国家批准的专利药品名为准，如无收载，可采用商品名或别名。药名简写或缩写必须为国内通用写法，不得自行编制药品缩写名或代号。开写多个药物时，应按作用主次顺序书写。

药品剂量与数量一律用阿拉伯数字书写。剂量应当使用SI制单位：重量以克（g）、毫克（mg）、微克（μg）、纳克（ng）为单位；容量以升（L）、毫升（mL）为单位，也可以国际单位（IU）、单位（U）计算。处方中一般使用常用剂量，需超剂量使用时，应注明原因并再次签名。

普通处方一般不得超过7日常用量；急诊处方一般不得超过3日常用量；对于某些慢性病、老年病或特殊情况，处方用量可适当延长，但医师必须注明理由。门（急）诊患者开具麻醉药品及第一类精神药品注射剂，每张处方为一次常用量；缓控释制剂，每张处方不得超过7日常用量；其他剂型，每张处方不得超过3日常用量。第二类精神药品一般每张处方不得超过7日常用量。

麻醉药品、精神药品、医疗用毒性药品等特殊管理的药品的处方、急诊处方当日有效。门诊处方为开具当日有效；特殊情况下需延长有效期的，由开具处方的医师注明有效期限，但最长不超过3日。

用计算机开具普通处方时，需同时打印纸质处方，其格式与手写处方一致。打印的处方经签名后才有效。

具体开写处方时，有单量法和总量法两种方法：一般片剂、丸剂、胶囊剂、栓剂、安瓿剂等常用单量法，而大容量注射剂、溶液剂、酊剂、合剂、软膏剂、糖浆剂等常用总量法。复方片剂可不写规格量而直接写出总量。

护士在执行处方的过程中，若发现有不符合处方规定的处方，必须及时请处方医师给予处理，严禁执行有以下任一情况的处方。

第一，超过极量而未注明原因。

第二，修改却未重新签字。

第三，用法、用量错误。

第四，内容含糊不清，产生歧义。

为方便，书写处方时常用拉丁语或英语缩写词来代替汉字，其中以给药途径、次数、时间及药物剂型等用得较多。处方中常用的外文缩写词见表1-2。

表1-2  处方常用外文缩写词

| 缩写词 | 中文 | 缩写词 | 中文 | 缩写词 | 中文 |
|---|---|---|---|---|---|
| a.c. | 饭前 | q.6h. | 每6小时1次 | A.S.T | 皮试后 |
| p.c. | 饭后 | q.2d. | 每2日1次 | Tab. | 片剂 |
| h.s. | 睡时 | q.d. | 1日1次 | Caps. | 胶囊剂 |
| q.n. | 每晚 | b.i.d. | 1日2次 | Inj. | 注射剂 |
| pr.dos | 顿服，1次量 | t.i.d. | 1日3次 | Syr. | 糖浆剂 |
| p.r.n. | 必要时（可重复） | q.i.d | 1日4次 | Mist或M. | 合剂 |
| s.o.s. | 需要时（用1次） | q.h. | 每小时 | Tinct. | 酊剂 |
| stat! | 立即 | p.o.或o.s. | 口服 | Ung.或Oint. | 软膏剂 |

续表

| 缩写词 | 中文 | 缩写词 | 中文 | 缩写词 | 中文 |
|--------|------|--------|------|--------|------|
| cito! | 急速地 | i.h. | 皮下注射 | Sol.或Liq. | 溶液剂 |
| lent. | 缓慢地 | i.m. | 肌内注射 | Amp. | 安瓿 |
| Co. | 复方的 | i.v. | 静脉注射 | | |
| Sig.或S. | 用法 | i.v.gtt | 静脉滴注 | | |

### （四）医嘱的书写规则

第一，药品名称要规范，一般使用中文全药名，并包括剂型和酸碱成盐名称，也可使用规范缩写，不可使用化学分子式或自造药名缩写等。

第二，液体剂型必须写明浓度，并以毫升（mL）为单位，固体剂型以克（g）、毫克（mg）、微克（μg）为单位，抗生素和生物制品可以国际单位（IU）为单位，其中毫升和克的单位可以省略不写。

第三，每项医嘱写两行，第一行依次写明药名、剂型和规格，第二行依次写明每次量、给药次数、给药途径及时间和给药部位，要求写在后半部，可以使用处方专用外文缩写词。

第四，非静脉给药数种药物并用，每种药物单独排列，注明序号，并都要写明用法，不可以合并只写一个用法；静脉给药数种药物并用，首先写明溶媒，然后按主次顺序排列书写药名，用法另起一行，并标明滴速等。

第五，若需要做皮肤过敏试验（简称"皮试"），应先记录在临时医嘱上，医生在需皮试药物后面用蓝色墨水笔标出"（　）"。皮试后由操作者和观察者两人判定结果，用红色"＋、－"标记在"（　）"中，并用蓝色墨水笔签署全名。

# 第二节 药物对机体的作用——药物效应动力学

药物效应动力学主要从以下3个方面来介绍药物对机体的作用。

第一，药物作用的基本规律，主要包括药物的基本作用、药物作用的主要类型，以及药物作用的两重性三部分内容。

第二，药物的剂量-效应关系（简称"量效关系"），是指在一定范围内，药物剂量或血药浓度与效应之间的规律性变化。通过量效关系的研究，可定量分析和阐明药物剂量与效应之间的规律，有助于了解药物作用的性质，并为临床用药提供参考。

第三，药物作用机制，主要是药物与受体理论。药物与受体理论是深入学习和了解药物作用机制的基础，掌握好一些重要受体作用的部位和效应，可以为临床上掌握相应受体的激动药和拮抗药并开展用药护理奠定基础。

## 一、药物作用的基本规律

### （一）药物的基本作用

药物的基本作用是指药物对机体原有功能活动的影响，包括兴奋作用和抑制作用。

1.兴奋作用

药物使原有机体功能活动增强的作用称为兴奋作用，如乙酰胆碱可以增加腺体分泌，强心苷可以增强心肌收缩力，等等。

2.抑制作用

药物使原有机体功能活动减弱的作用称为抑制作用，如阿托品可以减少腺体分泌，吗啡可以抑制呼吸，等等。

在一定条件下，药物的兴奋作用和抑制作用可以相互转化，如中枢神经过度兴奋时可出现惊厥，长时间的惊厥又会转化为衰竭性抑制（超限抑制），甚至死亡。有些药物的兴奋作用和抑制作用可同时出现，在同一机体内药物对不同的器官可以产生不同的作用，如阿托品对心脏呈现兴奋作用，而对腺体则呈现抑制作用。

（二）药物作用的主要类型

1.局部作用和吸收作用

（1）局部作用：药物被吸收入血之前，在用药局部所产生的作用。例如，碘酊、酒精的皮肤消毒作用，口服抗酸药的中和胃酸作用，局麻药的局部麻醉作用。

（2）吸收作用：药物进入血液循环后，随血流分布到全身各组织器官所呈现的作用。例如，地西泮的镇静催眠作用，阿司匹林的解热镇痛作用。

2.直接作用和间接作用

（1）直接作用：药物直接作用于组织或器官引起的效应。例如，强心苷选择性作用于心肌，使心肌收缩力增强，增加衰竭心脏的排出量，此作用为强心苷的直接作用。

（2）间接作用：由直接作用引发的其他作用。例如，强心苷在增强心肌收缩力，增加心排出量的同时，可反射性提高迷走神经的兴奋性，使心率减慢，此作用为强心苷的间接作用。

3.选择性

多数药物在一定剂量下，对某组织或器官产生明显的作用，而对其他组织或器官的作用不明显或无作用，称为药物的选择性。选择性的意义如下。

（1）可作为药物分类的理论基础。

（2）可作为临床选药和疗效评价的依据。

（3）可帮助确定新药研究方向。

大多数药物都有各自的选择性，在临床选择用药时，要尽可能选用那些选择性高的药物。一般而言，选择性高的药物针对性强，不良反应少，但应用范围窄；选择性低的药物针对性差，不良反应多，应用也受到限制，如四环素类广谱抗生素应用并不广泛。药物的选择性是相对的，随着给药剂量的增加，药物作用范围逐渐扩大，选择性逐渐降低。所以，临床选择用药时，既要考虑药物的选择性，又应控制给药剂量，保证治疗效果的同时注意用药安全。

### （三）药物作用的两重性

药物作用具有两重性，即在药物产生防治作用的同时，也会产生对机体不利的不良反应。

1.防治作用

（1）预防作用：提前用药，防治疾病或症状发生的作用。例如，新生儿接种卡介苗预防结核病，儿童服用维生素D预防佝偻病。

（2）治疗作用：符合用药目的或能达到治疗疾病效果的作用。根据治疗目的不同，治疗可分为对因治疗和对症治疗。对因治疗是指针对病因用药治疗，用药目的是消除原发致病因素，彻底治愈疾病，也称治本，如使用青霉素治疗链球菌引起的感染。对症治疗是指用来缓解疾病症状的治疗，也称治标，如使用吗啡缓解骨折引起的剧痛。实际用药物治疗时，应根据患者的具体情况，遵循"急则治标，缓则治本，标本兼治"的原则。

2.不良反应

不良反应是指不符合用药目的并给患者带来不适或痛苦的有害反应。某些药物产生的不良反应是较难恢复的，由此造成的疾病称为药源性疾病。

（1）副作用：药物在使用治疗剂量时与治疗作用同时出现的，与用药目的无关的作用。药物的副作用与治疗作用不是固定的，可随用药目的不同而相互转化。例如，阿托品用于麻醉前给药时，其抑制腺体分泌的作用为治疗作用，而松弛胃肠道平滑肌引起腹胀气则为副作用。当阿托品用于治疗胃肠绞痛时，松弛胃肠道平滑肌的作用为治疗作用，抑制腺体分泌引起口干则成为副作用。副作用一般危害不大，且是可以预知的，因此在用药护理中，对一些不适症状较明显的副作用，应及时向患者解释，避免发生不必要的恐慌。采取相应措施可以避免或减轻副作用。

（2）毒性反应：药物用量过大、用药时间过长或机体对药物敏感性过高时产生的机体有明显损害的反应。毒性反应的危害较大，有的甚至可危及生命，在用药护理中护士要认真观察，及时发现，尽量避免毒性反应的发生。用药后立即出现的毒性反应称为急性毒性反应，多造成呼吸、循环和中枢神经系统功能的损害；长期用药导致药物蓄积而缓慢出现的毒性反应称为慢性毒性反应，多累及肝、肾、骨髓和内分泌等功能。

其中，致突变、致畸胎、致癌作用是药物特殊的慢性毒性反应，被称为"三致"反应。药物损伤DNA及干扰DNA的复制，引起基因变异或染色体畸变的作用，称为致突变；基因突变干扰正常胚胎发育，导致永久性形态结构异常的作用，称为致畸胎；药物造成DNA或染色体损伤，使抑癌基因失活或原癌基因激活，导致正常细胞转化为癌细胞的作用，称为致癌。

（3）变态反应：少数过敏体质患者对某些药物产生的一种异常的病理性免疫反应，又称过敏反应。其发生与剂量无关，常表现为皮疹、药热、血管神经性水肿、哮喘等，严重者可发生过敏性休克，如抢救不及时，可导致死亡，如青霉素引起的过敏性休克。因此，护士在用药前要详细询问有无药物过敏史，并按规定做皮肤过敏试验，认真观察反应，正确判断结果，皮肤过敏试验阳性者应禁用，阴性者也要做好急救准备。

（4）后遗效应：停药后血药浓度降至最低有效浓度（阈值）以下时残存的药理效应，又称后遗作用。例如，服用镇静催眠药次晨出现的乏力、头晕、嗜睡等现象。

（5）继发反应：由药物的治疗作用引起的不良后果，又称治疗矛盾。例如，长期使用广谱抗生素时，因其抑制或杀灭了体内的敏感菌，不敏感菌则大量繁殖生长，导致菌群失调引起新的感染，被称为二重感染。

（6）停药反应：长期用药后，突然停药使原有疾病加剧或复发的现象，又称反跳现象。例如，长期应用β受体阻断药普萘洛尔治疗高血压病时，突然停药可致血压骤升，故应用时不可突然停药，应逐渐减量、缓慢停药。

（7）特异质反应：少数患者由遗传因素所致，对某些药物特别敏感，很小剂量即可产生超出常人的强烈反应。例如，遗传性葡萄糖-6-磷酸脱氢酶（G-6-PD）缺乏者，服用磺胺药、阿司匹林、伯氨喹等易引起急性溶血反应。

（8）药物依赖性：分为精神依赖性和生理依赖性。

①精神依赖性又称为心理依赖性或习惯性，是指连续用药突然停药，患者产生主观的不适而没有其他生理功能的紊乱，但有强烈的继续用药欲望。

②生理依赖性又称为身体依赖性或成瘾性，是指反复用药后，一旦停药就会出现戒断症状，表现为烦躁不安、流泪、出汗、疼痛、恶心、呕吐、惊厥等，甚至危及生命，再次用药后症状消失。生理依赖者为求得继续用药，常不择手段，甚至丧失道德人格，对家庭和社会造成极大的危害。

若无病情需要而长期大量用药称为药物滥用。麻醉药品的滥用不仅对用药者危害大，对社会也造成极大的危害。

3.药物不良反应的诊断、处理和监测

避免或减轻药物的不良反应与药品的生产、应用的各个环节都有密切的关系。药厂应生产安全有效的药物，药师应及时收集药物不良反应信息，医生应使用不良反应最低的药物，护士应密切监护药物不良反应的发生，采取可能的减缓措施。

（1）药物不良反应的诊断：药物产生不良反应是一个复杂的渐进过程，且影响因素繁多，这给药物不良反应的识别带来一定的困难。因此，应严格遵循临床诊断的步骤和思维方法，注重调查研究和资料收集、整理，在综合分析基础上做出判断。例如，首先询问病史、用药史，其次进行必要的临床检查，特别是某些药物对特定器官有毒性，应定期做靶器官的功能检查，最后进行鉴别诊断等。

（2）药物不良反应的处理和监测：我国设立有专门的药物不良反应监察中心，并有药物不良反应的报告制度。药物不良反应监察中心负责收集、整理和分析呈报上来的药物不良反应的报告，并反馈相关信息。护理人员工作在临床第一线，直接观察和监护患者用药后的反应，对用药后出现的不良反应应做详细记录并逐级上报。一旦发现患者出现严重的不良反应或药物中毒，应及时报告医生并立即停止用药，同时采取必要的抢救措施。

## 二、药物的量效关系

药物的剂量-效应关系，是指在一定范围内，药物剂量或血药浓度与效应之间的规律性变化。通过量效关系的研究，可定量分析和阐明药物剂量与效应之间的规律，有助于了解药物作用的性质，并为临床用药提供参考。

### （一）药物的剂量与效应

剂量即药剂的用药量。剂量的大小决定血药浓度的高低，血药浓度的高低又决定药物作用的强弱。在一定剂量范围内，剂量越大，血药浓度越高，药物作用也随之增强，此即量效关系。随着给药剂量的增加，血药浓度不断增加，则会引起毒性反应，出现中毒甚至死亡。因此，在用药护理过程中，要严格掌握用药剂量，既要保证效应，又要防止毒性反应的发生。

根据剂量与效应的关系，剂量可以划分为以下几种。

1.无效量

无效量是指当用药剂量过小，在体内达不到有效浓度，尚未出现药效的剂量。

2.最小有效量

最小有效量是指随着用药剂量的增加，开始出现药效的剂量，又称为阈剂量。

3.极量

极量是指能够产生最大治疗效果而不产生毒性反应的剂量，是国家药典明确规定允许使用的最大剂量，又称为最大治疗量。

4.最小中毒量

最小中毒量是指超过极量继续给药，血药浓度继续增高，引起毒性反应的最小剂量。

5.最小致死量

最小致死量是指药物引起死亡的最小剂量。

6.治疗量（常用量）

治疗量是比最小有效量大些、比极量小些的剂量，在临床用药时，采用治疗量给药可使疗效可靠且用药安全。

## （二）量效关系曲线及意义

药物效应按性质分为量反应和质反应。药物效应强度可用具体数据或最大反应的百分率表示时为量反应，如血压、脉搏、平滑肌舒缩等。量反应的研究对象是单一的生物单位。药物的效应强度不随着药物剂量或浓度的增减呈连续性的变化，而是表现为性质的变化时为质反应，如死亡与生存、震颤与不震颤、有效与无效、阳性与阴性等。质反应研究的对象是群体。

1.量反应型量效关系及意义

以药物浓度或剂量的对数值为横坐标，效应强度为纵坐标作图，呈现典型的对称S形曲线，就是量反应型量效关系曲线。其可用于测定药物的最大效应（$E_{max}$）、50%最大效应（$0.5E_{max}$）及最小效应，便于对同类药物的性能进行比较。

（1）效能：药物能产生的最大效应。效能反映药物内在活性的大小。高效能的药物所产生的效应是低效能药物无论多大剂量都无法产生的。例如，镇痛药吗啡与解热镇痛药吲哚美辛比较，吗啡因镇痛效能高，可以用于缓解剧痛，而吲哚美辛镇痛效能低，仅用于缓解钝痛。

（2）效价强度：能引起等效反应的剂量，简称效价。效价反映的是药物与受体亲和力的大小。所需剂量越小，效价越大。对两种药物的效价进行比较称为效价比，效价比与两药的等效剂量呈正比例。例如，吗啡与哌替啶的效价比为10，是指10 mg的吗啡与100 mg的哌替啶镇痛作用相当。

效能与效价之间没有相关性，因二者反映药物的不同性质，在临床用药时可作为选择药物和确定剂量的重要参考。

2.质反应型量效关系及意义

以阳性反应发生频数为纵坐标，对数剂量（或浓度）为横坐标作图，形成正态分布曲线，当纵坐标为累加阳性反应发生频率时，其曲线呈典型的对称S形曲线。

（1）半数有效量（$ED_{50}$）：在质反应中50%实验动物产生阳性效果的药物剂量。$ED_{50}$是反映药物治疗效应的重要指标。

（2）半数致死量（$LD_{50}$）：在质反应中引起50%实验动物死亡的药物剂量。$LD_{50}$是反映药物毒理效应的指标。

3.评价药物安全性的指标

量效关系可用于药物安全性分析。目前常用的评价药物安全性的指标有以下3种。

（1）安全范围：最小有效量与最小中毒量之间的范围。此范围越大，药物毒性越小，用药越安全。

（2）治疗指数（TI）：$LD_{50}$与$ED_{50}$的比值。治疗指数可用来评价药物的安全性。一般情况下，治疗指数越大，药物的安全性越大。但单独以治疗指数评价药物的安全性并不完全可靠，还需参考药物的安全系数。

（3）安全系数：最小中毒量（$LD_5$）与最大治疗量（$ED_{95}$）的比值。该比值越大，用药越安全。

## 三、药物作用机制概述

### （一）药物作用机制的分类

1.药物非特异性作用机制

药物非特异性作用机制主要与药物的理化性质（如解离度、溶解度、表面张力等）有关，与化学结构的关系不大，机制相对比较简单，主要通过吸附作用、沉淀作用、渗透压改变、酸碱中和、氧化还原、离子交换、络合和螯合作用等发挥药理作用。例如：抗酸药氢氧化铝通过中和胃酸而治疗消化性溃疡；甘露醇升高血浆的晶体渗透压，可使水肿的脑组织脱水，起到降低颅内压、缓解脑水肿的作用；乙醇可致细菌蛋白质变性、沉淀，而起到杀菌的作用。

2.药物特异性作用机制

药物特异性作用机制主要与药物的化学结构有关，可涉及生命代谢的所有环节，比较复杂，主要概括为以下几个方面。

（1）影响细胞膜的通透性或离子通道。细胞膜上有许多离子通道，如 $Na^+$、$Ca^{2+}$、$K^+$、$Cl^-$ 等。有些药物可直接作用于这些通道，通过影响离子跨膜转运而产生药理作用。例如：硝苯地平阻滞血管平滑肌的 $Ca^{2+}$ 通道，抑制 $Ca^{2+}$ 内流，治疗高血压；氢氯噻嗪抑制髓袢升支粗段皮质部和远曲小管起始部位 $Na^+$、$Cl^-$ 的重吸收而发挥利尿作用。

（2）影响自体活性物质激素、神经递质。自体活性物质如前列腺素、组胺等，在维持和调整机体生理功能方面起重要作用。例如：麻黄碱促进去甲肾上腺素递质的释放，可预防低血压；大剂量碘可抑制甲状腺激素的释放，用于甲亢危象的治疗。

（3）影响酶的活性。酶是细胞生命活动的重要物质，许多药物通过影响酶的活性而呈现作用。例如：卡托普利抑制血管紧张素 I 转化酶，减少血管紧张素 II 形成，降低血压；奥美拉唑抑制胃黏膜 $H^+$-$K^+$ ATP酶，抑制胃酸的分泌，用于抗消化性溃疡。

（4）参与或干扰机体代谢过程。有些药物通过补充代谢物质的不足，治疗相应缺乏症。例如：铁制剂参与血红蛋白的形成，可治疗缺铁性贫血；胰岛素参与糖代谢，用于治疗糖尿病。

（5）影响免疫功能。许多药物会影响机体的免疫功能。例如，糖皮质激素能抑制机体的免疫功能，可用于治疗各种过敏性疾病。

（二）药物与受体理论

1.受体

（1）受体与配体：分子生物学研究发现，许多药物通过与受体结合而呈现作用。受体是位于细胞膜或细胞内能识别、结合特异性配体并产生特定效应的大分子物质。能与受体特异性结合的物质称为配体，如神经递质、激素、自体活性物质和化学结构与之相似的药物等。

（2）受体的特性：受体具有特异性、敏感性、饱和性、可逆性、可调节性、多样性等。

2.药物与受体

（1）药物与受体结合：药物与受体结合引起生物效应，需具备两个条件，即亲和力和内在活性。亲和力是指药物与受体结合的能力；内在活性是指药物与受体结合后能激动受体的能力。药物与受体结合具有特异性，结合是可逆的，具有饱和性和竞争抑制现象。

（2）作用于受体的药物分类：根据药物与受体结合后呈现的作用不同，把与受体结合的药物分为以下3类。

①受体激动药：与受体既有亲和力又具有内在活性的药物，又称受体兴奋药，可与受体结合并激动受体产生明显效应。例如，$\beta_2$受体激动药克伦特罗，可激动$\beta_2$受体而呈现扩张支气管的作用；吗啡通过激动脑组织中的阿片受体而发挥镇痛作用。

②受体拮抗药：与受体只有亲和力而无内在活性的药物，又称受体阻断药，其与受体结合后，不产生效应，但可阻碍激动药与受体结合，因此呈现对抗激动药的作用。例如，$\beta$受体阻断药普萘洛尔，可与异丙肾上腺素竞争$\beta$受体，呈现对抗肾上腺素的作用，如心率减慢、支气管收缩等；纳洛酮通过阻断阿片受体来解救吗啡中毒。

③受体部分激动药：与受体虽然具有亲和力，但只有较弱的内在活性的药物。受体部分激动药单独使用时有较弱的激动药作用，但当与激动药合用时，则呈现对抗激动药的作用，即减弱激动药的效应。例如，阿片受体部分激动药喷他佐辛与阿片受体激动药吗啡合用时，可减弱吗啡的镇痛作用。

（3）受体的调节：在生理、病理、药物等因素的影响下，受体的数目、分布、亲和力和效应力会有所变化，称为受体的调节。

①向上调节：长期使用受体阻断药，使相应的受体数目增多、亲和力增加或效应力增强，又称受体增敏。例如，长期应用β受体阻断药，可使β受体向上调节；一旦突然停药，因β受体数目增多而对体内的递质去甲肾上腺素产生强烈反应，可引起心动过速、心律失常或心肌梗死，故向上调节也是某些药物停药后出现反跳现象的原因，临床给药时应予注意。

②向下调节：长期使用受体激动药，使相应的受体数目减少、亲和力降低或效应力减弱，又称受体脱敏。向下调节的受体对再次给药反应迟钝，是产生耐受性的原因之一。例如，长期使用β受体激动药治疗支气管哮喘出现的耐受性。

## （三）与药物作用相关的受体

体内的受体类型非常多，也是未来新药开发的重要途径，这里主要介绍部分与常用药物作用机制相关的受体。

### 1.传出神经系统药物相关受体

传出神经递质主要有乙酰胆碱和去甲肾上腺素两种，其受体分为胆碱受体和肾上腺素受体两类，它们广泛分布在骨骼肌、心肌及各种平滑肌上。

（1）胆碱受体：能选择性地与乙酰胆碱结合的受体，分为毒蕈碱型胆碱受体（M受体）和烟碱型胆碱受体（N受体）。M受体是能选择性地与毒蕈碱结合的受体，可分为$M_1$、$M_2$和$M_3$ 3种亚型，兴奋时主要表现为心脏抑制、血管扩张、内脏平滑肌收缩、腺体分泌和瞳孔缩小等效应。N受体是能选择性地与烟碱结合的受体，又可分为NN（又称$N_1$）和NM（又称$N_2$）两种亚型。兴奋时主要表现为自主神经节兴奋和肾上腺髓质分泌（NN受体）、骨骼肌收缩（NM受体）等效应。

（2）肾上腺素受体：能选择性地与去甲肾上腺素结合的受体，分为α型肾上腺素受体（α受体）和β型肾上腺素受体（β受体）。α受体又可分为$\alpha_1$和$\alpha_2$两种亚型。α受体兴奋时，表现为皮肤、黏膜、内脏血管收缩，以及瞳孔扩大（$\alpha_1$受体）和去甲肾上腺素释放减少（$\alpha_2$受体）等效应。β受体也可分为$\beta_1$和$\beta_2$两种亚型。β受体兴奋时引起心脏兴奋（$\beta_1$受体）和支气管平滑肌松弛、骨骼肌血管扩张、冠状血管扩张（$\beta_2$受体）等效应。

2.组胺受体

组胺是广泛存在于肥大细胞及嗜碱性粒细胞中的自身活性物质。组胺受体可分为$H_1$、$H_2$、$H_3$ 3种亚型。其中，$H_1$受体阻断药主要用于治疗过敏性疾病，如苯海拉明、氯苯那敏（扑尔敏）等；$H_2$受体阻断药是重要的抗溃疡药，如雷尼替丁、法莫替丁等。

3.苯二氮䓬受体

本类受体主要分布在大脑皮质，其次为边缘系统和中脑，脑干和脊髓也有较多分布。苯二氮䓬受体能增强 γ-氨基丁酸（GABA）能神经传递功能和突触抑制效应，还能促进GABA与GABA-A受体相结合。GABA-A受体被GABA激动后，$Cl^-$通道开放，$Cl^-$内流增多，神经细胞膜产生超极化，表现为抑制效应。地西泮（安定）、三唑仑、艾司唑仑等镇静催眠药是苯二氮䓬受体激动药，氟马西尼是苯二氮䓬受体阻断药，用于解救前者的过量中毒。

4.阿片受体

本类受体属于G蛋白偶联受体，在中枢和外周均有分布，其内源性配体为脑啡肽、内啡肽等，参与镇痛、抑制胃肠蠕动、呼吸抑制、心肌保护、免疫反应等多种生理活动。阿片受体分为μ、δ、κ等亚型。上述阿片样的肽类物质通过激动有关阿片受体，产生突触前抑制，使痛觉传导和中枢投射发生衰减，痛阈显著提高，发挥镇痛等作用。吗啡等阿片类镇痛药物是阿片受体的激动药，而纳洛酮是阿片受体阻断药，用于抢救阿片类药物急性中毒。

5.中枢多巴胺受体

本类受体有5种亚型，即$D_1$、$D_2$、$D_3$、$D_4$、$D_5$，在中枢形成多个神经通路，其中中脑-皮质通路和中脑-边缘系统通路与精神活动有关，中脑黑质-纹状体通路与肌张力有关，垂体结节-漏斗通路则与内分泌有关。中枢多巴胺受体激动药溴隐亭等用于治疗帕金森病，多巴胺受体阻断药氯丙嗪、氟哌啶醇等用于治疗精神障碍等。

# 第三节　机体对药物的作用——药物代谢动力学

药物代谢动力学是研究药物的体内过程及血药浓度随时间变化规律的学科。机体对药物的吸收、分布、生物转化和排泄等过程，也称为药物的体内过程。

## 一、药物的体内过程

药物的体内过程研究的是机体对药物的处置过程，即机体对药物的吸收、分布、生物转化和排泄。其中，在吸收、分布和排泄的过程中，药物在体内仅仅是发生了位移，而无化学结构的改变，故统称为转运。生物转化又称为药物转化，指药物在体内发生的化学结构变化。

### （一）药物的吸收

药物由给药部位进入血液循环的过程称为吸收。除静脉给药外，其他给药途径均需通过吸收过程才能进入血液循环。药物吸收的快慢和多少，直接影响药物作用的快慢和强弱。下列因素可影响药物的吸收。

1.给药途径

（1）口服给药：最常用的给药途径，具有安全、经济和方便的优点。绝大多数弱酸和弱碱性药物主要在肠道吸收。经胃肠道吸收的药物先经门静脉入肝脏后才能进入体循环，某些药物在首次通过肠黏膜和肝脏时部分被代谢灭活，使进入体循环的药量减少，药效降低，这种现象称为首关效应（首关消除）。首关消除率高的药物不宜口服给药，如硝酸甘油口服后约90%被首关消除，应采用舌下给药来缓解心绞痛。

（2）舌下给药：舌下黏膜血流丰富，可避免首关消除，吸收迅速，给药方便。但吸收面积较小，适用于脂溶性较高、用量较小的药物。

（3）直肠给药：药物经肛门灌肠或使用栓剂置入直肠或结肠，由直肠或结肠黏膜吸收。起效快，可避开首关消除，适用于刺激性强的药物或不能口服药物的患者（如小儿、严重呕吐或昏迷者）。

（4）注射给药：皮下或肌内注射后，药物通过毛细血管壁进入血液循环，吸收速度较快且完全。吸收速度主要与局部组织血流量及药物制剂有关。由于肌肉组织血流量较皮下组织丰富，故肌内注射比皮下注射吸收快。静脉注射是直接将药物注入血管内，药物没有吸收过程，起效快，剂量准确，故抢救危重患者多采用静脉注射或静脉滴注给药。

（5）吸入给药：肺泡表面积较大，毛细血管丰富，气体、挥发性药物或气雾剂等均易通过肺泡壁而被迅速吸收。此外，吸入给药也可用于鼻咽部的局部治疗。

（6）皮肤和黏膜给药：完整的皮肤吸收能力很差，外用药物主要发挥局部作用，但脂溶性高的药物也可通过皮肤、黏膜吸收。例如，硝酸甘油可制成缓释贴剂经皮吸收，用于预防心绞痛发作。

2.药物的理化性质

药物分子小、脂溶性高、解离度小者易被吸收，反之则难以吸收。例如：弱酸性药物在酸性环境中非解离型多，吸收多，在碱性环境中吸收少；同样，弱碱性药物在碱性环境中非解离型多，吸收多，在酸性环境中吸收少。

3.药物的剂型

药物剂型不同，吸收速度也不同。例如：片剂的崩解、胶囊剂的溶解等均可影响口服给药的吸收速度；油剂和混悬剂注射液可在用药局部滞留，使药物吸收缓慢而持久。缓释制剂和控释制剂使药物在体内缓慢释放，一次给药后维持疗效时间较长，适用于治疗慢性疾病。

4.吸收环境

口服给药时，胃排空速度、肠蠕动的快慢、体液的pH、肠内容物的多少及性质等均可影响药物的吸收。例如，胃排空延缓、肠蠕动过快或肠内容物过多等均不利于药物的吸收。

（二）药物的分布

药物被吸收后经血液循环转运到机体各组织器官的过程称为分布。药物在体内的分布是不均匀的，存在明显的选择性，药物分布不仅与药物效应有关，也与药物的毒性紧密相关。下列因素可影响药物的分布。

1.药物的理化性质

脂溶性药物或水溶性小分子药物易通过毛细血管壁，由血液分布到组织，而水溶性大分子药物或解离型药物则难以透过血管壁分布到组织。

2.体液pH

生理情况下，细胞内液pH约为7.0，细胞外液pH约为7.4，故弱酸性药物在细胞外解离多，不易进入细胞内，因此在细胞外药物浓度略高于细胞内液；而弱碱性药物则相反，在细胞外解离少，易于从细胞外进入细胞内，在细胞内液中浓度较高。通过改变体液pH可改变药物的分布，在抢救弱酸性药物（如苯巴比妥）中毒时，可用碳酸氢钠碱化血液和尿液，促使药物由组织细胞向血液中转移，并减少药物在肾小管的重吸收，加速药物排出。

3.药物与血浆蛋白结合

药物进入血液后，可不同程度地与血浆蛋白结合，成为结合型药物，未与血浆蛋白结合的药物为游离型药物。结合型药物分子量大，不易跨膜转运，暂时失去药理活性；游离型药物分子量小，易跨膜转运到靶器官发挥作用。因此，血浆蛋白结合率高的药物显效慢，作用维持时间长；反之，显效快，维持时间短。药物与血浆蛋白结合率是决定药物分布的重要因素。

药物与血浆蛋白结合具有以下特点。

（1）结合具有可逆性：当血浆中游离型药物浓度降低时，结合型药物可释出游离型药物，两者处于动态平衡状态。

（2）结合具有饱和性：当结合达到饱和时，血浆中游离型药物浓度会升高，导致作用增强或毒性增大。

（3）竞争性置换现象：同时应用两种血浆蛋白结合率高的药物，可能因竞争与同一蛋白结合位点而发生竞争性置换现象，被置换出来的游离型药物浓度升高，导致药效增强甚至发生毒性反应。

4.药物与组织的亲和力

若药物对某些组织有特殊的亲和力，则其在该组织中的浓度较高。例如，碘对甲状腺组织具有特殊的亲和力，碘主要集中分布在甲状腺组织，其浓度比血浆中浓度高约25倍。

5.特殊屏障

（1）血-脑屏障：大多数药物较难透过血-脑屏障，只有脂溶性高、非解离型、分子量小的药物才能透过血-脑屏障。婴幼儿血-脑屏障发育不健全，药物易通过，可引起中枢神经系统不良反应，用药应慎重。脑膜炎患者，血-脑屏障的通透性增高，可使药物透过血-脑屏障在脑脊液中达到有效的治疗浓度。

（2）胎盘屏障：胎盘绒毛与子宫血窦间的屏障，其通透性与一般细胞膜无显著差别。几乎所有能通过生物膜的药物都能透过胎盘屏障进入胎儿体内，因此妊娠期间应禁用可能导致胎儿中毒或畸形的药物。

（3）血-眼屏障：全身给药时，药物在房水、晶状体和玻璃体等组织难以达到有效治疗浓度，与血-眼屏障有关。采取局部滴眼或眼周边给药的方式，如结膜下注射、球后注射及结膜囊给药等，可提高眼内药物浓度，减少全身不良反应。

## （三）药物的代谢

1.代谢的概念和意义

药物在体内发生的化学结构改变称为药物的生物转化或代谢。肝脏是药物生物转化的主要部位，大多数药物经生物转化后失去活性或活性降低，极性加大，水溶性增强，利于排出体外。

2.代谢的方式

药物在体内的生物转化分为两个时相进行。

（1）Ⅰ相反应：包括氧化、还原、水解反应。通过此相反应，大多数药物失去药理活性，少数药物被激活后作用增强，称为活化，少数药物则由无毒或毒性小变成毒性代谢产物。

（2）Ⅱ相反应：结合反应。药物及代谢产物与内源性物质如葡糖醛酸、硫酸、甘氨酸等结合后生成极性大、易溶于水的代谢物排出体外。

3.药物代谢酶

大多数药物的生物转化需要酶的催化，催化药物代谢的酶主要有两类。

（1）特异性酶：催化特定底物的代谢，如胆碱酯酶水解乙酰胆碱。

（2）非特异性酶：主要指肝脏微粒体混合功能酶系统，该酶系统能够转化数百种化合物，是促进药物转化的主要酶系统，又称为肝药酶。肝药酶特性是专一性低，能催化多种药物，有个体差异，易受外界因素影响而出现酶活性增强或减弱现象。

4.影响代谢的因素

（1）肝药酶的诱导作用和抑制作用：某些药物可以改变肝药酶的活性，影响药物代谢速度，从而改变药物的作用强度和作用维持时间。凡能增强肝药酶活性或增加肝药酶生成的药物为肝药酶诱导剂，如苯妥英钠、利福平等。肝药酶诱导剂可以加速某些药物和自身的生物转化，这是药物产生耐受性的原因之一。凡能降低肝药酶活性或减少肝药酶生成的药物为肝药酶抑制剂，如西咪替丁、氯霉素等。肝药酶抑制剂可使某些药物代谢减慢，作用增强，甚至诱发毒性反应，故联合用药时应注意调整剂量。常见的肝药酶诱导剂和肝药酶抑制剂见表1-3。

表1-3　常见的肝药酶诱导剂和肝药酶抑制剂

| 类别 | 药物名称 |
| --- | --- |
| 肝药酶诱导剂 | 苯巴比妥、水合氯醛、保泰松、苯妥英钠、卡马西平、尼可刹米、螺内酯、地塞米松、多西环素、利福平、灰黄霉素、乙醇（慢性中毒者）等 |
| 肝药酶抑制剂 | 普萘洛尔、氯丙嗪、丙戊酸钠、西咪替丁、维拉帕米、美托洛尔、胺碘酮、口服避孕药、甲硝唑、磺胺药、甲氧苄啶、异烟肼、红霉素、氯霉素、环丙沙星、酮康唑等 |

（2）影响肝药酶的其他因素：肝药酶的活性和数量具有较大的个体差异，受遗传、年龄、性别、病理因素和环境因素等影响，使药物的代谢速度发生变化。

## （四）药物的排泄

药物原形或代谢产物经排泄器官或分泌器官排出体外的过程称为药物的排泄。肾脏是药物的主要排泄器官，胆道、肠道、肺、乳腺、唾液腺、汗腺等也有一定的排泄功能。

1.肾排泄

大多数游离型药物及其代谢产物均可经肾小球滤过，少数药物经肾小管主动分泌排泄。

药物经肾排泄受到下列因素的影响。

（1）肾小管重吸收：脂溶性高、非解离型药物重吸收多，排泄慢；而水溶性药物重吸收少，排泄快。

（2）尿量：增加尿量，可降低尿液中药物的浓度，减少药物的重吸收，药物排泄快。

（3）尿液pH：弱酸性药物在碱性尿液中解离增多，重吸收减少，排泄快；在酸性尿液中解离减少，重吸收增多，排泄慢。弱碱性药物与之相反。利用这一规律可改变药物的排泄速度，如弱酸性药物巴比妥类药物中毒时，静脉滴注碳酸氢钠以碱化尿液，促进巴比妥类药物排泄，达到解救中毒的目的。

（4）竞争性抑制的影响：当分泌机制相同的两类药物合用时，经同一载体转运存在竞争性抑制现象。例如，丙磺舒与青霉素合用，两药竞争肾小管细胞上的有机酸载体转运系统，丙磺舒可抑制青霉素从肾小管分泌，延长青霉素作用时间。

（5）肾功能的影响：肾功能不全时，主要经肾排泄的药物消除速度减慢，易发生蓄积中毒，故需调整药物的剂量；同时为避免加重肾脏损伤，还应禁用或慎用对肾脏有损害的药物。

2.胆汁排泄

有些药物及其代谢物可经胆汁排入肠道后随粪便排出。经胆汁排泄的药物在胆道内浓度较高，可用于治疗胆道疾病，如用红霉素、四环素等治疗胆道感染。经胆汁排入十二指肠的结合型药物，在肠中经水解后再吸收，形成肝肠循环，使药物作用时间延长。

3.其他排泄途径

某些弱碱性药物易经乳汁排泄，如吗啡、阿托品等，可对婴幼儿产生影响，哺乳期妇女用药应予注意。挥发性药物可经肺呼气排出，有些药物还可经唾液、汗液、泪液等途径排出。

## 二、药物的速率过程

药物在体内转运或转化过程中，始终伴随着药物体内浓度随时间变化而变化的动态过程，称为药物的速率过程或动力学过程。药动学参数的计算能够定量反映药物在体内的这种动态变化规律，是临床制定和调整给药方案的重要依据。

### （一）血药浓度变化的时间过程

1.时量关系和时效关系

药物的体内过程是一个连续变化的动态过程，可用时量关系和时效关系来表示。

时量关系是指时间与体内药量或血药浓度的关系；时效关系是指时间与作用强度的关系。以时间为横坐标，将体内的药量或血药浓度作为纵坐标，绘制的曲线为时量关系曲线，将药物的作用强度作为纵坐标，绘制的曲线为时效关系曲线。以单次血管外给药为例，药物的时量关系和时效关系经历以下几个阶段。

（1）潜伏期：从给药后到开始出现治疗作用的时间。潜伏期越短，药物起效越快。其主要反映药物的吸收和分布过程。

（2）持续期：药物维持有效浓度或基本疗效的时间。其与药物的吸收和消除速度有关。当药物的吸收速度和消除速度相等时达血药峰值浓度，用药后达到最高浓度的时间称为达峰时间。血药峰值浓度与给药剂量成正比。

（3）残留期：体内药物已降至有效浓度以下但尚未从体内完全消除的时间。残留期的长短反映了药物消除的快慢。临床用药时，可测定患者体内的血药浓度，以便确定合理的给药剂量和给药间隔时间。

2.消除和蓄积

（1）消除：血药浓度逐渐降低的过程，包括药物在体内的代谢和排泄过程。药物消除方式有以下几种。

①恒比消除：单位时间内药物以恒定比例进行的消除，又称一级动力学消除。药物的消除速率与血药浓度成正比，机体消除功能正常，体内药量未超过机体的最大消除能力时，如大多数药物在治疗量时的消除，属于恒比消除。

②恒量消除：单位时间内药物以恒定数量进行的消除，又称零级动力学消除。药物消除的速率与血药浓度无关，单位时间内消除的药量相等。机体消除能力低下或用药剂量过大超过机体的最大消除能力时，机体消除能力达到饱和，此时药物按恒量消除；当血药浓度降低时，可转化为恒比消除。

（2）蓄积：反复多次给药后，当药物进入体内的速度大于消除速度时，血药浓度逐渐升高的过程。临床上利用蓄积可使药物达到有效的治疗浓度，但也要注意药物过多蓄积时，则可能引起蓄积中毒。

（二）药动学的基本参数

1.生物利用度

生物利用度（bioavailability，$F$）是指药物被吸收进入血液循环的程度和速度。影响因素主要是制剂质量和给药途径。生物利用度与药物作用的强度及速度有关。

生物利用度是用于评价药物吸收率和药物制剂质量的重要指标。同一药物制剂由于不同药厂生产工艺不同，甚至同一药厂产品批号不同，生物利用度也可有较大的差异。此外，患者的年龄、性别、生理状态及疾病情况等机体因素，也可影响药物的生物利用度，从而影响临床疗效。

2.表观分布容积

表观分布容积（apparent volume of distribution，$V_d$）是假定药物均匀分布于机体所需要的理论容积，即药物在体内分布达到动态平衡时体内药量（$D$）与血药浓度（$C$）之比值。计算公式：$V_d = D/C$。表观分布容积反映药物在体内的分布程度或与组织的结合程度。$V_d$的临床意义如下。

（1）推测药物在体内的分布情况：例如，某药的$V_d$为40 L，接近于细胞外液和内液的容量和，可推测该药主要分布在全身体液。

（2）推测药物排泄的速度。

（3）推测药物在体内的总量或达到某一有效血药浓度时的药物剂量。

3.清除率

清除率（$CL$）是指单位时间内机体清除药物的表观分布容积数，即单位时间内有多少体液容积内的药物被清除。计算公式：$CL = k \cdot V_d$（$k$是消除速率常数，恒比消除时$k = 0.693/T_{1/2}$）。清除率主要反映肝肾功能状态，肝肾功能不全的患者，应适当调整给药剂量或延长给药间隔时间，以防蓄积中毒。

4.血浆半衰期

血浆半衰期（$T_{1/2}$）是指血浆药物浓度下降一半所需的时间。血浆半衰期反映药物在体内的消除速度，按恒比消除的药物其血浆半衰期是固定的，不因血药浓度高低而变化，但肝、肾功能不全时，药物消除减慢，血浆半衰期明显延长，易发生蓄积中毒。

血浆半衰期在用药护理中具有重要意义。

（1）作为药物分类的依据：根据药物的血浆半衰期将药物分为短效类、中效类和长效类。

（2）确定给药间隔时间：一般根据血浆半衰期，并结合患者病情来确定给药间隔时间和给药次数，既可保证药物疗效，又可避免蓄积中毒。

（3）预测药物达到稳态血药浓度的时间：以血浆半衰期为给药间隔时间，

分次恒量给药，经4~5个血浆半衰期可达到稳态血药浓度。

（4）预测药物基本消除的时间：按恒比消除的药物，一次给药后经4~5个血浆半衰期，可认为药物基本消除（表1-4）。

表1-4　按恒比消除的药物的消除与蓄积

| 血浆半衰期数 | 一次给药 | | 连续恒速恒量给药后体内蓄积药量（％） |
|---|---|---|---|
| | 消除药量（％） | 体内残存药量（％） | |
| 1 | 50.0 | 50.0 | 50.0 |
| 2 | 75.0 | 25.0 | 75.0 |
| 3 | 87.5 | 12.5 | 87.5 |
| 4 | 93.5 | 6.2 | 93.5 |
| 5 | 96.9 | 3.1 | 96.9 |
| 6 | 98.4 | 1.6 | 98.4 |
| 7 | 99.2 | 0.8 | 99.2 |

5.稳态血药浓度

连续恒速给药或分次恒量给药，血药浓度逐渐升高，经4~5个血浆半衰期，血药浓度基本达到稳定水平，称为稳态血药浓度，又称坪值，此时给药速率约等于消除速率。稳态血药浓度的高低取决于恒量给药时每次给药的剂量大小，剂量大则稳态血药浓度高，剂量小则稳态血药浓度低。稳态血药浓度的波动幅度与给药间隔成正比，单位时间内给药总量不变时，用药次数越多，每次用药量越少，血药浓度波动也越小。因此，安全范围较小的药物，采用多次分服的治疗方案为妥。

稳态血药浓度的临床意义如下。

（1）作为调整给药剂量的依据。

（2）确定负荷剂量。例如，危重病需立即达到坪值，可采用首次加倍剂量给药的办法，则在一个血浆半衰期内迅速达到坪值。

（3）制定理想的给药方案。在用药护理中，出现治疗效果不理想或发生不良反应时，可测定稳态血药浓度，对给药剂量加以调整，措施如下。

①确定负荷剂量：病情危急需要立即达到稳态血药浓度时，可采用首次加倍

剂量给药的方法，如静脉滴注，可在第一个血浆半衰期滴注正常剂量的1.44倍。

②确定理想的维持剂量：应使稳态血药浓度维持在最小中毒浓度与最小有效浓度之间，且上下浮动较小，一般除按恒量消除的药物、治疗指数太小及血浆半衰期特长或特短的药物外，每隔一个血浆半衰期给半个有效剂量，并把首次剂量加倍，是达到理想给药浓度的主要方案。

# 第四节　影响药物作用的因素

药物的作用可受到多种因素的影响而发生量或质的变化，归纳起来包括机体方面的因素和药物方面的因素。护士需全面认识和理解影响药物作用的因素，达到合理用药的目的，提高临床用药质量。

## 一、机体方面的因素

### （一）年龄

1.老年人

老年人用药护理应注意以下方面。

（1）各器官功能逐渐衰退，尤其是肝、肾功能逐渐减退，药物的消除速度减慢，对药物的耐受性较差，长期用药易导致蓄积中毒，用药剂量一般为成人的3/4。

（2）在对药物敏感性方面，老年人对中枢神经抑制药、非甾体抗炎药、心血管系统药等药物的反应较敏感，易出现严重不良反应，应当慎用。

（3）老年人常需服用多种药物，发生药物相互作用的可能性增加。

（4）老年人记忆力减退，用药依从性较差。因此在用药护理过程中，应加强用药指导及监护，以保证用药方案的正确执行。

2.儿童

儿童的组织器官及生理功能尚未发育完善，对药物的反应敏感性高，甚至可能发生严重不良反应，造成后遗症。因此，儿童用药应根据他们的生理特点和药物的特点综合考虑，确定给药方案，而且要加强用药后的观察与护理，对儿童可能产生危害的药物应慎用。儿童用药的剂量应该准确计算，严格执行。小儿用药剂量一般按体重或体表面积来计算。其中，体重可按年龄来推算。

（二）性别

除性激素外，性别对药物反应通常无明显差别，但应注意女性在特殊生理时期的用药护理。

1.月经期

应避免应用剧泻药和抗凝药，以免月经过多。

2.妊娠期

尤其在妊娠早期，应避免使用有致畸作用或引起流产的药物。

3.分娩期

用药要注意药物对产妇子宫及胎儿或新生儿的双重影响。

4.哺乳期

应注意药物是否经乳汁排出，避免对婴儿产生不良影响。

（三）个体差异

在年龄、性别、体重等因素相同的情况下，大多数人对药物的反应是相似的。但少数人对药物的反应存在量和质的差异，即个体差异。

1.量的差异

量的差异表现为高敏性和耐受性。有的患者对某些药物敏感性较高，应用较小剂量即可产生较强的作用，称为高敏性；有的患者对药物的敏感性较低，必须应用较大剂量方可呈现应有的作用，称为耐受性。有的药物长期反复应用后，可出现耐受性，但停药一段时间后，敏感性可以恢复，称为后天耐受。有的药物如胰岛素可以在一周左右时间发生耐受现象，称为快速耐受性。病原生物、肿瘤细胞等对化疗药物不敏感的现象称为耐药性或抗药性。

2.质的差异

质的差异主要有变态反应和特异质反应，后者多与遗传缺陷有关，如先天性葡萄糖-6-磷酸脱氢酶缺乏者，服用磺胺药、伯氨喹等药物及新鲜蚕豆时易引起溶血反应并导致贫血，用药护理时应予充分注意。

（四）疾病因素

疾病因素可影响机体对药物的敏感性或药物的体内过程，从而影响药物的作用。例如：阿司匹林可使发热患者的体温下降，而对正常体温无影响；有机磷农药中毒时，患者对阿托品的耐受剂量明显超过常规剂量。

另外，肝、肾功能不全患者，由于药物代谢和排泄较慢，药物的血浆半衰期延长，作用增强，可能产生严重的不良反应，因此在用药护理过程中，应密切观察患者的疾病状态，合理应用药物。

（五）心理因素

心理因素在一定程度上可影响药物的作用，因此在应用药物防治疾病时，必须做好患者的心理护理工作，发挥药物的最大疗效。患者对药物和医生的信任及乐观的情绪可以提高药物的疗效，反之，焦虑、恐惧及失望等消极情绪可使病情加重。护士应从社会和心理的角度了解患者的心理需求，主动地关心爱护患者，加强交流与沟通，在用药前应向患者说明药物的作用以及不良反应，解除患者心理顾虑，积极配合治疗，并且密切注意患者用药后的心理反应，充分发挥积极的心理效应，以达到满意的治疗效果。

## 二、药物方面的因素

（一）药物的化学结构和剂量

一般来说，具有相似化学结构的药物其作用也相似，如巴比妥类药物均具有镇静催眠作用。但有些药物化学结构相似其作用却相反，如维生素K与华法林化学结构虽然相似，但作用相反，维生素K促凝血，华法林抗凝血。

药物剂量或浓度明显影响药物的作用。例如: 小剂量阿司匹林( $50 \sim 100$ mg/d )预防血栓形成；中等剂量阿司匹林（ $0.9 \sim 1.8$ g/d ）具有解热镇痛作用；大剂量阿司匹林（ $3 \sim 5$ g/d ）具有抗炎抗风湿作用。因此，在临床用药护理过程中，应根据治疗疾病的需要，选择不同剂量或浓度的药物。具体见第二节中的"药物的量效关系"的相关内容。

## （二）药物的剂型

每种药物都有相应的剂型，选用不同的剂型可影响药物的吸收过程，产生不同的药效。例如：口服给药时，吸收速度的快慢顺序为溶液剂＞胶囊剂＞片剂＞丸剂；注射给药时，吸收速度的快慢顺序为水溶液＞混悬剂＞油制剂。吸收快的剂型，血药浓度达峰时间较短，故起效快；吸收慢的剂型，潜伏期长，起效慢，维持时间长。

## （三）给药途径

不同的给药途径可影响药物起效的快慢和维持时间的长短。不同给药途径药物起效快慢顺序的一般规律为静脉注射＞吸入＞肌内注射＞皮下注射＞口服＞透皮。有些药物给药途径不同，作用性质也不同，例如：硫酸镁口服产生导泻和利胆作用，静脉注射呈现抗惊厥作用，外用有消肿作用；利多卡因局部给药产生局部麻醉作用，而静脉注射则产生抗心律失常作用。用药护理过程中，应根据治疗疾病的需要，选择适宜的给药途径。

## （四）给药时间和次数

1.给药时间

临床用药时，给药时间需根据具体药物和病情确定，例如：助消化药需在饭前或饭时服用；驱肠虫药宜空腹或半空腹服用；催眠药应在睡前服用；对胃肠道有刺激性的药物宜饭后服用；降糖药宜在餐前服用；等等。

2.给药次数

临床用药时，给药次数应根据病情需要和药物血浆半衰期确定。药物血浆半衰期是给药间隔时间的基本参考依据，以达到既可维持有效血药浓度，又不会蓄积中毒的目的。肝、肾功能不全患者，药物的消除速度减慢，药物血浆半衰期延长，应相应调整给药次数或给药间隔时间。

## （五）药物相互作用

两种或两种以上药物同时或先后序贯应用称为联合用药或配伍用药。配伍用药的目的是提高疗效、减少不良反应或延缓耐受性、耐药性的发生。但不合理的配伍用药也可导致疗效降低、不良反应加重，甚至产生药源性疾病。两种或两种以上药物同时或先后序贯应用，引起药物作用和效应的变化称为药物的相互作用。药物的相互作用可以发生在体外和体内，药物的相互作用既可使药效加强或不良反应减轻，也可使药效降低或不良反应加重。因此，在用药护理过程中要加以注意。

1.体外药物相互作用

体外药物相互作用主要是指药物进入人体之前，药物之间、药物与溶剂或赋形剂之间发生的物理或化学相互作用，造成疗效降低或不良反应增加的现象。在静脉输液中加入多种药物是临床上常用的给药途径，此时，体外药物相互作用主要是指注射液的物理配伍禁忌和化学配伍禁忌。

（1）注射液配伍禁忌：两种以上注射剂混合后，可能发生物理或化学变化，导致混合液出现变色、沉淀、变质或失效等变化，一般分为"可见的"与"不可见的"两大类。

①可见的配伍禁忌：主要包括浑浊、沉淀、产气、结晶及变色等。这些配伍变化均是肉眼可见的，护士在药物混合后若仔细观察，则可以避免发生。有些配伍变化不是立即发生的，而是在使用过程中缓慢出现的，因此要高度重视，加强输液巡视，一旦发现配伍变化，及时停止输液，报告医生，重新制定给药方案。例如，注射用头孢曲松钠静脉输液时加入间羟胺、去甲肾上腺素、氯丙嗪、维生素C、B族维生素、红霉素会出现浑浊，应单独给药。

②不可见的配伍禁忌：主要包括效价下降、水解反应等。有些药物配伍后并无外观变化，但可引起药效下降甚至毒性增加。例如，去甲肾上腺素、间羟胺与碳酸氢钠、氨茶碱等碱性药物混合时，外观无变化，但是去甲肾上腺素、间羟胺活性降低，效价下降。

（2）注射液配伍变化的主要原因：

①溶剂组成改变：有些注射剂为了有利于药物溶解或稳定而采用非水性溶媒，如乙醇、丙二醇甘油等，与水溶液混合时，因溶媒性质的改变，可有沉淀或结晶析出。例如，氢化可的松注射液（含乙醇）与氯化钾注射液混合时，可析出氢化可的松沉淀。

②pH改变：混合后溶液的pH发生改变，药物的溶解度也发生改变，可能导致药物析出而产生浑浊或沉淀、色泽变化或加速分解。例如，5%硫喷妥钠注射

液加至5%葡萄糖注射液中，pH下降，可产生沉淀。

③缓冲容量：对于一些加入缓冲剂的注射液，药液混合后的pH是由注射液中所含成分的缓冲能力决定的。缓冲剂抵抗pH变化能力的大小称为缓冲容量。例如，5%硫喷妥钠10 mL加入生理盐水（500 mL）中不会发生变化，加入含乳酸盐的葡萄糖注射液中则会析出沉淀。

④离子作用：有些离子能加速某些药物的水解反应。例如，氨苄西林在含乳酸钠的输液中不稳定，其损失率与乳酸根离子浓度有关，在乳酸钠注射液中4小时可损失40%，但在乳酸钠林格注射液中4小时则只损失20%。青霉素G钾盐也有类似情况。

⑤直接反应：两种药物混合后发生化学变化产生新的化合物，引起外观变化或药效改变。例如，氯化钙注射液不能与碳酸氢钠注射液配伍，因氯化钙中钙离子与碳酸根离子结合生成碳酸钙沉淀。

⑥盐析作用：胶体溶液型的药物，加入无机盐类后，药物溶解度降低而析出沉淀。例如，红霉素乳糖酸盐中加入大量盐类可以产生盐析作用，故当乳糖酸红霉素粉针剂未溶解或未完全溶解时，不可用生理盐水直接溶解或稀释，只有先用注射用水或葡萄糖注射液溶解后方可用生理盐水稀释。

⑦药物浓度：药物在一定浓度下会出现沉淀。例如，氢化可的松琥珀酸钠注射液在5%葡萄糖注射液中浓度为100 mg/L时，观察不到变化。但氢化可的松琥珀酸钠浓度为300 mg/L时则出现沉淀。

⑧聚合反应：有些药物在溶液中可能形成聚合物。例如，氨苄西林储备液虽贮于冷暗处，但放置期间会出现变色，溶液变黏稠，甚至会产生沉淀，这由形成聚合物所致。

⑨输液时间：有些药物配伍后很快分解，所以应现配现用，并且在短时间内用完，如青霉素、吗啡、哌替啶等药物。有些注射药物与输液混合后，虽短时间内无可见性配伍变化发生，但仍宜在混合后4小时内用完。如果输入量较大，可分次输入，每次新配，这样还可减少输液被细菌污染的机会。

⑩混合的顺序：有些药物混合时产生沉淀现象可用改变混合顺序的方法来克服。例如，氨茶碱与四环素配伍，先加入氨茶碱，摇匀后再加入四环素，则可得到澄明的溶液，如先将两种药液混合后稀释则会析出沉淀。

2.体内药物相互作用

（1）药效学方面的相互作用

①协同作用：两药合用所产生的效应大于或等于单用效应的总和。

协同作用可分为3种：a.相加作用，指两药合用的效应等于两药单用效应的总和，如硝酸甘油与普萘洛尔合用，抗心绞痛作用相加而两药剂量相应减少，且不良反应减少；b.增强作用，指两药合用的效应大于两药单用效应的总和，如青霉素与氨基糖苷类药物合用，抗菌作用明显增强；c.增敏作用，指一种药物可使组织或受体对另一种药物的敏感性增强，如呋塞米可引起低血钾，使心肌细胞对强心苷敏感性增强，易引起心脏毒性反应。

②拮抗作用：两药合用所产生的效应小于单用一种药物的效应。拮抗作用在临床上多用于减少药物不良反应或抢救药物中毒，如肝素与鱼精蛋白合用后产生拮抗作用，鱼精蛋白可用于肝素中毒的解救。

（2）药动学方面的相互作用：联合用药时，药物在吸收、分布、代谢和排泄过程中产生相互作用，使药物在作用部位的浓度发生改变，从而影响药物的效应。水杨酸类药物在酸性环境中吸收良好，若同时服用碳酸氢钠，pH升高使水杨酸类药物吸收减少。保泰松可从血浆蛋白结合部位置换甲苯磺丁脲，甲苯磺丁脲游离浓度增加，可能引起低血糖。氯霉素为肝药酶抑制剂，与双香豆素合用，明显增强双香豆素的抗凝作用，甚至引起出血，而苯妥英钠等肝药酶诱导剂可以加速脂溶性维生素的代谢，造成营养素缺失。碳酸氢钠可以碱化尿液，促进阿司匹林、巴比妥类药物等的排泄。

（六）配伍用药的护理措施

1.用药前

（1）审查配伍用药方案：根据患者疾病性质和病史制定个体化的用药方案，从药效学、药动学和机体情况等方面综合分析，查对静脉滴注药物配伍禁忌表，判断医嘱是否合理，对不合理用药或存在配伍禁忌的医嘱及时提出质疑。

（2）用药情况评估：询问用药史，避免患者同时使用其他医生开具的药物，避免可能出现的药物相互作用。

（3）药物的配制：

①选择合适的输液工具：使用合适的无菌医疗器械，如甲硝唑、替硝唑不宜

与含铝的针头和套管接触；选择合适的注射器和输液装置，尽量减少注射器和输液装置对药物的吸附作用。注意不同药物的注射器应分开使用。

②选择正确的溶媒：主要按照药品说明书上明确规定的配液要求选择溶媒，还要根据患者的疾病情况综合考虑做出选择。

③药物单独配制：建议每种药物最好单独配制，如需混合配制，其药物种类应尽量少，并注意配制顺序，避免药物之间的相互作用，存在配伍禁忌的药物禁止混合配制。

④药物的使用：注意事项包括药物应现用现配，建议某些特殊药物（生物制品、存在较多配伍禁忌的药物等）单独使用一根输液管进行输注，已知存在配伍禁忌的药物禁止使用同一根输液管连续输注。

⑤配制的观察：配制过程中注意观察药物是否完全溶解，配制后观察药液有无浑浊、沉淀、变色或气体产生等。

2.用药中

在静脉输液过程中要加强巡视，观察药液有无变性、变质等现象，观察有无输液不良反应或并发症发生。若采用其他给药途径，应根据药物的性质，指导患者合理用药，密切观察药物疗效和不良反应，做好记录，主动询问患者和检查有关症状，以避免发生有害的体内药动学、药效学相互作用。

3.用药后

在输液过程中一旦发现配伍禁忌，应立即关闭输液器的速度调节器，拔出输液针头停止输液，并联系医生根据情况采取救治措施；若采用其他给药途径，一旦发现不良反应或并发症发生，立即终止用药，并且报告医生，及时给予相应的处理。

# 第二章　抗生素药理学与用药指导

## 第一节　β-内酰胺类抗生素

β-内酰胺类抗生素是一类化学结构中含有β-内酰胺环的抗生素，包括青霉素类、头孢菌素类及其他β-内酰胺类。

各种β-内酰胺类抗生素的作用机制均相似，主要通过β-内酰胺环与细菌胞浆膜上的青霉素结合蛋白（PBP）结合，干扰细菌细胞壁黏肽合成酶，从而使细菌细胞壁缺损，菌体膨胀裂解。除此之外，对细菌的致死效应还包括触发细菌的自溶酶活性，使细菌裂解、死亡。哺乳动物无细胞壁，因而本类药具有对细菌的选择性杀菌作用，对人体细胞毒性小。细菌对β-内酰胺类抗生素的耐药机制包括：产生β-内酰胺酶，青霉素结合蛋白的结构发生改变，胞浆膜通透性发生改变，自溶酶缺乏。

### 一、青霉素类抗生素

青霉素类抗生素可分为天然青霉素和半合成青霉素两类。

#### （一）天然青霉素

天然青霉素从青霉菌的培养液提取而得，含G、K、X、F和双氢F等，其中G作用较强，有应用价值。临床常用其钠盐和钾盐，其晶粉在室温中稳定，易溶于水，但其水溶液在室温中不稳定，故青霉素应在临用前配制。

1.体内过程

青霉素口服易被胃酸分解，一般肌内注射给药，0.5小时达到血药浓度峰值，$T_{1/2}$为0.5小时，并能广泛分布于全身各处，不易通过血-脑脊液屏障，但发生脑膜炎时可在脑脊液中达到有效浓度。本品排泄快，给药后3～4小时几乎全部以原形的形式经肾排泄。

为延长青霉素作用时间，可采用复合混悬剂普鲁卡因青霉素、苄星青霉素，前者一次肌内注射40万U，可维持24小时，后者一次肌内注射120万U，可维持15天。但二者浓度低，不适用于治疗急性或重症感染，只用于轻症患者或风湿病患者预防细菌感染。

2.抗菌作用

青霉素对革兰氏阳性菌作用强，对革兰氏阴性菌作用弱，对繁殖期细菌有作用，对静止期细菌无作用，对敏感菌有杀灭作用，对人体细胞无损伤作用，但抗菌谱较窄。主要的抗菌特点如下。

（1）对大多数的革兰氏阳性球菌、革兰氏阴性球菌、螺旋体、放线菌有强大的杀菌作用。

（2）对G⁻杆菌不敏感。

（3）对阿米巴原虫、立克次体、真菌和病毒无效。

（4）淋病奈瑟菌敏感性明显下降，绝大多数金黄色葡萄球菌对青霉素产生耐药性。

3.耐药机制

（1）细菌产生β-内酰胺酶（青霉素酶、头孢菌素酶）破坏β-内酰胺环。

（2）耐药菌产生新的PBP，对青霉素的亲和力降低。

4.临床应用

（1）革兰氏阳性球菌感染：草绿色链球菌引起的心内膜炎；敏感的金黄色葡萄球菌引起的败血症、脓肿、骨髓炎等；肺炎链球菌引起的支气管炎、脓胸等。

（2）革兰氏阳性杆菌感染：破伤风、白喉、气性坏疽等。但青霉素不能对抗外毒素，故必须合用抗毒血清。

（3）革兰氏阴性球菌：脑膜炎奈瑟菌感染引起的流行性脑脊髓膜炎。

（4）螺旋体病：梅毒、钩端螺旋体病和回归热。青霉素是钩端螺旋体病的首选药。

（5）放线菌感染：需大剂量、长疗程青霉素治疗。

5.不良反应

青霉素对人体的毒性极低，除肌内注射引起局部刺激疼痛、高钾血症以外，常见的不良反应有以下几种。

（1）过敏反应：最常见，在各种药物中居首位，发生率为0.7%～10%。以皮肤过敏、血清病样反应多见，最严重的为过敏性休克，患者可死于呼吸困难与循环衰竭。预防措施如下。

①详细询问患者是否使用过青霉素，是否存在过敏史，有青霉素过敏史或者皮试呈现阳性者须禁用。

②应注意皮试也可引起过敏性休克反应，所以在皮试前应做好急救准备。

③皮试呈现阴性者，在用药过程中也会出现过敏性休克反应，因此在注射药物后应观察患者30分钟，没有反应方可离开。

④注意药物应新鲜配制，避免饥饿时使用药物。

（2）赫氏反应：在应用青霉素治疗梅毒、钩端螺旋体、雅司、鼠咬热、炭疽等疾病时，出现的全身不适、寒战、发热、咽痛、肌痛、心率加快等症状。一般于治疗后6～8小时出现，12～24小时消失，但严重者可危及生命，可能与大量病原体被杀灭后释放的物质有关。

（3）青霉素脑病：静脉滴注大剂量青霉素，可引起患者肌肉痉挛、抽搐、昏迷等症状，严重者偶可见精神失常，称为青霉素脑病。

（4）其他：肌内注射可引起局部红肿、疼痛，大剂量静脉注射钠盐或钾盐，可引起高钠和高钾血症。

## （二）半合成青霉素

青霉素虽杀菌力强、毒性低，但抗菌谱窄、不耐酸、不耐酶。相关研究者在青霉素的母核上引入不同侧链从而合成了一系列半合成品，分别具有耐酸、耐酶、广谱、抗铜绿假单胞菌、抗革兰氏阴性菌等特性。但其与青霉素有交叉过敏性。

1.耐酸青霉素类抗生素

代表药物为青霉素V（penicillin V），耐酸不耐酶，口服吸收好，抗菌作用较青霉素G弱。

2.耐酶青霉素类抗生素

以双氯西林（dicloxacillin）作用最强，其次为氟氯西林（flucloxacillin）、

氯唑西林（cloxacillin）、苯唑西林（oxacillin，新青霉素Ⅱ）、甲氧西林（methicillin，新青霉素Ⅰ）等。此类药物的特点是耐酶、耐酸，可口服，严重感染时应肌内注射或静脉注射给药。其对耐青霉素的金黄色葡萄球菌有强大的杀菌作用，对一般G⁺球菌不如青霉素G，主要用于治疗耐青霉素的金黄色葡萄球菌感染。不良反应较少，少数人可出现胃肠道反应。

3.广谱青霉素类抗生素

特点是广谱、耐酸，但不耐酶。代表药物有氨苄西林（ampicillin）和阿莫西林（amcillin）。

（1）氨苄西林：氨苄西林可口服，严重感染时须注射给药。分布广泛，肝、肾浓度最高，胆汁中浓度为血药浓度的9倍。发生炎症时，可在中耳渗出液、支气管分泌液、腹水、关节腔渗出液和脑脊液中达到有效浓度。对G⁺菌不如青霉素G，对G⁻菌有较强作用，但对铜绿假单胞菌不敏感。用于治疗敏感菌所致的呼吸道感染、消化道感染、泌尿系感染、软组织感染和败血症、脑膜炎、心内膜炎等。有较轻的胃肠道反应，皮疹发生率较其他青霉素高，可达10%或更高。

（2）阿莫西林：口服本品后迅速吸收，血药浓度高，抗菌谱和抗菌活性与氨苄西林相似，但对肺炎链球菌、肠球菌、沙门菌属、流感嗜血杆菌和幽门螺杆菌（HP）作用比氨苄西林强。用于治疗敏感菌所致的呼吸道、泌尿道、胆管感染及伤寒等，也用于治疗慢性活动性胃炎和消化性溃疡。不良反应以消化道反应和皮疹为主，偶有白细胞减少和二重感染。对青霉素过敏者禁用。

4.抗铜绿假单胞菌青霉素

代表药物有羧苄西林（carbenicillin）和哌拉西林（piperacillin）等。此类药物不耐酸不耐酶，抗菌谱广，对革兰氏阳性菌和革兰氏阴性菌都有效，尤其对铜绿假单胞菌有效。

羧苄西林：羧苄西林抗菌谱与氨苄西林相似，特点是对G⁻杆菌作用强，对铜绿假单胞菌作用强，对厌氧菌也有一定作用。可用于治疗烧伤患者的铜绿假单胞菌感染，亦可用于治疗大肠杆菌、变形杆菌引起的各种感染，单用易产生耐药性，常与庆大霉素合用。大剂量注射应注意防止电解质紊乱、神经系统毒性及出血。

5.抗革兰氏阴性菌青霉素

代表药物有美西林（mecillinam）和替莫西林（temocillin）等。本类药物抗菌谱窄，对革兰氏阴性菌有效。

## 二、头孢菌素类抗生素

头孢菌素类抗生素属于广谱的 β-内酰胺类抗生素，与青霉素具有相同的理化性质、杀菌机制、耐药机制、临床用途，具有抗菌谱广、抗菌作用强、耐青霉素酶、与青霉素仅有部分交叉过敏性等优点。

### （一）分类

头孢菌素根据抗菌谱、抗菌作用强度、对肾的毒性与临床应用可分为4类（表2-1）。

表2-1　常用头孢菌素的分类及主要作用特点

| 常用药物 | 作用特点 |
| --- | --- |
| 第一代：头孢噻吩（先锋霉素Ⅰ）、头孢噻啶（先锋霉素Ⅱ）、头孢氨苄（先锋霉素Ⅳ）、头孢唑啉（先锋霉素Ⅴ）、头孢拉定、头孢羟氨苄 | ①对革兰氏阳性菌作用强，对革兰氏阴性菌作用弱，对铜绿假单胞菌、耐药杆菌和厌氧菌无效。对β-内酰胺酶稳定，但可被革兰氏阴性菌β-内酰胺酶破坏。②肾损害较大 |
| 第二代：头孢克洛、头孢呋辛、头孢孟多 | ①对革兰氏阳性菌作用较弱，对革兰氏阴性菌作用较强，对部分厌氧菌高效，对铜绿假单胞菌无效。对多种β-内酰胺酶稳定。②肾损害较小 |
| 第三代：头孢噻肟、头孢他啶、头孢曲松、头孢哌酮 | ①对革兰氏阳性菌作用弱，对革兰氏阴性菌作用强，对厌氧菌、铜绿假单胞菌作用较强。对各种β-内酰胺酶稳定。②穿透力强，体内分布广，脑脊液中浓度较高，$T_{1/2}$长。③基本无肾损害 |
| 第四代：头孢匹罗、头孢吡肟、头孢利定 | ①对革兰氏阳性菌作用弱，对革兰氏阴性杆菌作用强，对铜绿假单胞菌作用与头孢他啶相似或稍差，对大多数厌氧菌有活性。对β-内酰胺酶高度稳定。②基本无肾损害 |

### （二）体内过程

除头孢拉定、头孢氨苄、头孢羟氨苄、头孢克洛、头孢克肟等少数药物可口服，多数头孢类药物不耐酸，需要肌内注射或静脉注射给药，其中头孢噻吩因肌内注射引起剧烈疼痛只宜静脉注射。吸收后分布较广，第三代头孢菌素在前列腺、房水、脑脊液等中有较高浓度，主要通过肾排泄，尿中浓度较高。

（三）抗菌作用

头孢菌素类药物抗菌谱较青霉素广。其中第三代头孢菌素对铜绿假单胞菌、厌氧菌有较强作用，第四代头孢菌素更强。本类药物与青霉素类药物作用机制相同。

（四）临床应用

头孢菌素由于与青霉素类药物之间有单向交叉耐药性及价格昂贵，一般不作为首选药。

第一代头孢菌素：用于治疗耐青霉素及其他敏感菌所致的呼吸系统、泌尿生殖系统、胆管、皮肤软组织感染及败血症等。

第二代头孢菌素：用于治疗革兰氏阴性杆菌引起的呼吸系统、泌尿系统、皮肤软组织、骨关节、盆腔感染与败血症等。

第三代头孢菌素：用于治疗重症耐药的革兰氏阴性杆菌感染，以及威胁生命的败血症、脑膜炎、肺炎及尿路感染。抗铜绿假单胞菌宜选用头孢他啶。新生儿与成人脑膜炎必须选用头孢曲松或头孢他啶。

第四代头孢菌素：用于治疗对第三代头孢菌素耐药的细菌引起的中、重度感染。

（五）不良反应

1.过敏反应

头孢菌素类药物最常见的不良反应为皮疹、荨麻疹、药热等，罕见过敏性休克。与青霉素有部分交叉过敏反应，因此用时要先做皮试，对青霉素过敏者慎用。

2.肾损害

第一代头孢菌素大剂量使用可出现近曲小管损害。长期应用应定期检查肾功能。

3.胃肠反应

口服药物可发生恶心、食欲减退、腹泻等反应。

4.其他

使用头孢孟多、头孢哌酮、拉氧头孢可能出现低凝血酶原血症和血小板减少症。第三代头孢菌素偶可致二重感染。

### 三、非典型β-内酰胺类抗生素

这一类药物都具有β-内酰胺环结构，但经化学结构改造后是一类既非青霉素又非头孢菌素类的药物。此类药物包括碳青霉素烯类抗生素、单环β-内酰胺类抗生素、β-内酰胺酶抑制剂与氧头孢烯类抗生素。

#### （一）碳青霉素烯类抗生素

碳青霉素烯类抗生素具有抗菌谱广、抗菌作用强、毒性低的特点，是对β-内酰胺酶高度稳定而本身又抑制β-内酰胺酶的抗生素。

亚胺培南：亚胺培南的作用机制与青霉素相似。在体内易被脱氢肽酶灭活而失效，故须与抑制脱氢肽酶的西司他丁（1∶1配制）组成复方制剂，商品名为泰能。不耐酸，不能口服，须静脉给药。可用于治疗各种需氧菌和厌氧菌引起的腹腔内感染、呼吸道感染、妇科感染、败血症、泌尿生殖道感染、骨关节感染和皮肤软组织感染等。常见的不良反应有轻微的胃肠道反应、药疹、静脉炎、一过性转氨酶升高；大剂量使用可造成肾损害，以及头痛、惊厥与癫痫样发作等中枢神经系统不良反应。该类药物还有美洛培南、帕尼培南等。

#### （二）单环β-内酰胺类抗生素

氨曲南：氨曲南对需氧的革兰氏阴性菌包括铜绿假单胞菌有强大的抗菌作用。对革兰氏阳性菌与厌氧菌的作用弱。具有耐酶、低毒、体内分布广、与青霉素无交叉过敏的优点。常用于治疗革兰氏阴性菌所致的下呼吸道、尿路、软组织感染及脑膜炎、败血症。不良反应少而轻，偶可致皮疹或血清转氨酶升高。同类药物还有卡芦莫南。

#### （三）β-内酰胺酶抑制剂

克拉维酸：克拉维酸本身抗菌活性低，但与青霉素类、头孢菌素类药物合用极大地提高了抗菌活性，药物可增效几倍至十几倍，使耐药菌株恢复其敏感性。主要的复方制剂有阿莫西林克拉维酸钾、替卡西林钠克拉维酸钾等，主要用于治疗产β-内酰胺酶的金黄色葡萄球菌、流感嗜血杆菌、卡他莫拉菌、脆弱类杆菌、大肠杆菌等所致的尿道及呼吸道感染。不良反应与阿莫西林相似。本类药物还有舒巴坦与他佐巴坦。

### （四）氧头孢烯类抗生素

氧头孢烯类抗生素主要包括拉氧头孢和氟氧头孢，适用于治疗敏感菌所致的细菌性脑膜炎、腹腔感染、盆腔感染等。不良反应主要是可致凝血酶原缺乏、血小板减少和功能障碍引起的出血，并具有双硫仑反应，临床使用较少。

## 四、β-内酰胺类抗生素的用药指导

β-内酰胺类抗生素的过敏反应最常见，在各种药物中居首位，防治过敏反应的措施如下。

详细询问患者的用药史、过敏史和家族过敏史。凡对青霉素过敏者禁用，掌握适应证，避免局部使用。凡首次用药、停药3天后再用者，以及更换药物批号，均须按常规做皮试。但应警惕个别人皮试可为假阴性。

皮试液必须新鲜配制。

青霉素过敏试验或注射前均应做好急救的准备工作，严密观察患者，首次注射后须观察30分钟。

试验结果阳性者禁止使用青霉素，同时报告医生，并告知患者及其家属。

一旦发生过敏性休克，应立即就地抢救，首选肾上腺素，皮下或肌内注射0.5～1 mg；严重者稀释后缓慢静脉注射，必要时加入糖皮质激素和抗组胺药。对症治疗：人工呼吸、吸氧、抗休克等。

# 第二节　大环内酯类抗生素

大环内酯类抗生素是由链霉菌产生的弱碱性抗生素，因分子中含有一个14～16元大内酯环结构得名，天然药物主要有红霉素、麦迪霉素等，人工半合成品主要有罗红霉素、克拉霉素、阿奇霉素等。

## 一、天然大环内酯类抗生素

天然大环内酯类抗生素在酸性环境下容易被破坏，在碱性环境下抗菌作用增强，因此药物多制成肠溶片或酯类制剂，由于耐药性和胃肠道不良反应，近年来应用日趋减少。

### （一）体内过程

口服多用肠溶片，在小肠上段被吸收。体内分布广，在扁桃体、乳汁、胸腔积液、腹水、前列腺和精液等中可达到有效浓度，不易透过血-脑脊液屏障。主要通过胆汁排泄，胆汁中浓度为血药浓度的30倍，有肝肠循环。约5%以原形药物的形式经肾排出，$T_{1/2}$为2小时，肾功能不全者可延长到6小时。

### （二）抗菌作用

对需氧的革兰氏阳性菌有强大的抗菌作用。

对大多数革兰氏阴性杆菌无效。

对其他革兰氏阴性细菌如淋病奈瑟球菌、流感嗜血杆菌、脑膜炎奈瑟球菌、肺炎支原体、沙眼衣原体、苍白密螺旋体、百日咳杆菌、军团菌和空肠弯曲菌有抑制作用。

对病毒、酵母菌及真菌无效。

### （三）抗菌机制

抗菌机制为与敏感菌的50S核糖体亚基可逆性结合，从而抑制菌体蛋白质合成。随着应用的增多，耐药已很严重，耐药的机制是靶位改变或产生灭活酶，停用数月后，细菌又可恢复对其敏感性。

### （四）临床应用

红霉素是白喉带菌者、军团菌肺炎、百日咳、军团菌、支原体肺炎、衣原体感染等的首选药。红霉素是对青霉素耐药与过敏者的链球菌及破伤风感染的替换药，可用于厌氧菌引起的口腔感染的治疗，以及拔牙或呼吸道手术后继发性细菌性心内膜炎的预防。

## （五）不良反应

严重不良反应少见。大剂量口服或静脉注射可出现恶心、呕吐、胃绞痛、腹泻、口舌疼痛、胃纳减退等。可引起肝毒性与肝功能异常，一般于停药数日后自行消失。

## 二、半合成大环内酯类抗生素

### （一）克拉霉素

克拉霉素为14元环半合成大环内酯类抗生素。口服吸收好，能迅速分布至各种组织中，$T_{1/2}$为3～7小时，主要经粪及尿排泄。抗菌作用比红霉素强，对革兰氏阳性菌如链球菌属、嗜肺军团菌、肺炎衣原体的作用是大环内酯类抗生素中的最强者，对沙眼衣原体、肺炎支原体和厌氧菌也有较强作用。临床主要用于敏感细菌所致的呼吸道、泌尿生殖道及皮肤软组织感染的治疗。不良反应主要是胃肠道反应与过敏反应。

### （二）罗红霉素

罗红霉素为14元环半合成大环内酯类抗生素。抗菌谱与红霉素相似，吸收后血与组织浓度均高于红霉素，$T_{1/2}$为8～15小时，生物利用度高，每日口服2次即可。主要用于敏感菌所致的呼吸道、泌尿生殖道、皮肤软组织及耳鼻喉等部位感染的治疗。不良反应发生率低，以胃肠道反应为主，偶见过敏反应。

### （三）阿奇霉素

阿奇霉素为15元大环内酯类抗生素。口服吸收好，血药浓度高于红霉素，抗菌谱与红霉素相似，抗菌作用更强，抗流感嗜血杆菌、淋球菌的作用比红霉素强4倍，对军团菌的作用比红霉素强2倍。主要用于敏感菌所致的呼吸道、皮肤软组织感染等的治疗。服用后可见轻中度胃肠道反应。

# 第三节　氨基糖苷类抗生素

20世纪60年代到20世纪70年代，临床上氨基糖苷类药物主要用于对革兰氏阴性菌、绿脓杆菌等感染的治疗，但是由于此类药物常有比较严重的耳毒性和肾毒性，其应用受到一定限制，正在逐渐淡出一线用药的行列。常用药物包括天然的链霉素、庆大霉素、卡那霉素、妥布霉素、新霉素等，以及半合成的阿米卡星和奈替米星等。由于其共同的结构氨基环醇环，因此决定了这类抗生素具有一定的共同特点。

## 一、氨基糖苷类抗生素的共性

### （一）体内过程

口服不易吸收，仅用于治疗肠道感染及消毒。多采用肌内注射，用于治疗全身性感染，吸收迅速而完全。氨基糖苷类抗生素穿透力弱，进入体内后分布于细胞外液中，在肾皮质和内耳淋巴液中药物浓度很高。可透过胎盘屏障，但不易通过血-脑脊液屏障。

### （二）抗菌作用

氨基糖苷类抗生素对革兰氏阴性杆菌，如大肠埃希菌、克雷伯菌、变形杆菌、沙门菌等有抗菌作用；对铜绿假单胞菌、金黄色葡萄球菌及结核分枝杆菌也有一定的抗菌活性；对奈瑟菌作用差，对链球菌及厌氧菌无作用。

### （三）抗菌机制

氨基糖苷类抗生素主要作用于细菌蛋白质的合成过程，使细菌蛋白质合成异常或阻碍细菌体内蛋白质的释放；氨基糖苷类抗生素还能增加细菌胞浆膜通透性，使细菌体内重要物质外漏，引起细菌死亡。

## （四）不良反应

### 1.耳毒性

耳毒性包括前庭神经和耳蜗听神经损伤。前庭神经损伤表现为眩晕、恶心、呕吐、眼球震颤和平衡失调，多见于链霉素和庆大霉素。耳蜗听神经损伤表现为耳鸣和不同程度的听力下降，甚至可造成患者永久性耳聋，多见于卡那霉素和阿米卡星。

### 2.肾毒性

氨基糖苷类抗生素可损害肾近曲小管细胞而造成药源性肾衰竭，临床表现为蛋白尿、血尿，严重者可见氮质血症、无尿及少尿等。

### 3.过敏反应

可见药热、皮疹、血管神经性水肿、溶血性贫血等过敏反应。

### 4.神经肌肉麻痹

大剂量静脉滴注氨基糖苷类药物可阻断神经肌肉接头，患者出现四肢无力、血压下降、呼吸困难，甚至呼吸停止等症状。

## 二、常用氨基糖苷类抗生素的特点与应用

### （一）链霉素

由于其严重的不良反应，目前链霉素仅用于治疗不常见的感染，如可作为鼠疫和兔热病的首选药；与其他药物联合可用于结核病早期治疗；与青霉素合用可治疗细菌性心内膜炎，但现已完全由青霉素和庆大霉素取代。

### （二）庆大霉素

庆大霉素广泛用于治疗革兰氏阴性杆菌感染，目前在氨基糖苷类药物里为首选药。与β-内酰胺类或其他抗生素合用，可治疗各类革兰氏阴性菌引起的肺部、胃肠道、泌尿道、皮肤、黏膜和眼、耳、鼻感染。但目前在一些医院中，大多数革兰氏阴性需氧菌对其耐药，使其应用受限。

### （三）妥布霉素

妥布霉素抗菌活性、临床应用与庆大霉素相似，但其抗铜绿假单胞菌的作用

比庆大霉素强2～4倍，且对耐庆大霉素的病菌有效。常与抗铜绿假单胞菌的青霉素、氨曲南或头孢他啶合用治疗绿脓杆菌引起的各种感染。

### （四）阿米卡星

阿米卡星为卡那霉素的半合成衍生物，抗菌谱是氨基糖苷类药物中的最广者，而且对能灭活氨基糖苷类抗生素的钝化酶有耐受性。广泛用于治疗医院中对庆大霉素及妥布霉素耐药的革兰氏阴性杆菌感染和大多数需氧革兰氏阴性杆菌感染，并对结核分枝杆菌有效。

### （五）新霉素

新霉素属于广谱抗生素。口服吸收少，亦不能注射给药，因会引起严重的肾、耳毒性，常局部作用。可用于治疗敏感菌引起的各种皮肤和黏膜感染，如烧伤、伤口溃疡等，还可用于肠道感染、肠道消毒或肝性脑病患者。

# 第四节　其他常用抗生素

## 一、四环素类抗生素

四环素类抗生素分为天然品和半合成品两类。天然的有土霉素、四环素，是由链球菌产生的一类广谱抗生素。半合成的有多西环素与米诺环素。其共同特点如下。

第一，口服吸收不完全，不易通过血-脑脊液屏障。有肝肠循环，大部分以原形的形式经肾排泄。

第二，属快速抑菌剂，抑制菌体蛋白的合成。

第三，抗菌谱广，对革兰氏阴性菌、革兰氏阳性菌、螺旋体、衣原体、立克次体、支原体、放线菌和阿米巴原虫都有较强的作用。但近年来，耐药状况严重。

第四，主要用于治疗立克次体、支原体、衣原体、螺旋体的感染，但由于其特殊的不良反应，现一般不作为首选药。

第五，不良反应以二重感染常见，还可影响牙齿及骨骼的发育。

## （一）四环素

### 1.体内过程

口服吸收不完全，易与食物中的金属离子，如$Ca^{2+}$、$Mg^{2+}$、$Fe^{3+}$、$Al^{3+}$等形成络合物而影响其吸收。口服吸收量有限度，如口服每次0.5 g，血浆药物浓度不增加，只增加粪便中排泄量。吸收后易渗入胸腔、腹腔、胎儿循环与乳汁，与骨和牙组织结合，但不易通过血-脑脊液屏障。可在肝内浓缩、有肝肠循环，胆汁中浓度是血浆中浓度的10～20倍。大部分以原形的形式经肾排泄。

### 2.抗菌作用

四环素属快速抑菌剂，抗菌机制为抑制菌体蛋白的合成。本类药物抗菌谱广，对革兰氏阴性菌、革兰氏阳性菌、螺旋体、衣原体、立克次体、支原体、放线菌和阿米巴原虫都有较强的作用。但近年来，耐药状况严重，大多数病菌对其产生耐药性，使其应用受到限制。

### 3.临床应用

（1）立克次体病，包括地方性斑疹伤寒、Q热等，为首选药。

（2）支原体感染，如支原体肺炎。

（3）衣原体感染，包括肺炎衣原体感染、宫颈炎、沙眼衣原体感染等。

（4）对布鲁菌病、回归热、鼠疫和兔热病疗效均显著，但由于其特殊的不良反应，现一般不作为首选药，而用多西环素作为首选药；也是各种细菌感染的次选药。

### 4.不良反应

（1）局部刺激性：口服可引起恶心、呕吐、上腹不适、腹胀、腹泻等症状，餐后服用可减轻症状。

（2）二重感染：长期使用广谱抗生素，可使敏感菌群受到抑制，而一些不敏感菌（如真菌等）乘机生长繁殖，产生新的感染的现象。使用广谱抗生素时较易发生二重感染的有难辨梭状芽孢杆菌肠炎、口腔真菌感染、白念珠菌性阴道炎等。

（3）影响牙齿及骨骼的发育：四环素与新形成的骨、牙所沉积的钙结合，致牙釉质发育不全，棕色色素永久性沉着，抑制婴儿骨骼发育。故孕妇、哺乳妇女及8岁以下儿童禁用。

（4）其他：长期大剂量口服或静脉注射易引起肝、肾损害，也可引起过敏反应和光敏反应。

### （二）半合成四环素

半合成四环素主要包括多西环素和米诺环素。口服吸收完全，吸收程度受食物影响小，每日给药一次即可。其中，多西环素仅小部分从肾排泄，大部分从粪便排泄，是肾衰竭患者感染可选用的安全药物之一。抗菌谱与抗菌活性与四环素相似，但作用强度是四环素的2～10倍。米诺环素对耐天然四环素类抗生素和耐青霉素类抗生素的金黄色葡萄球菌、链球菌、大肠埃希菌等仍有作用。多西环素具有长效、强效、速效的作用，目前已基本取代了四环素与土霉素作为首选药用。

不良反应与天然四环素相似。多西环素常见胃肠道反应，还可引起舌炎、口腔炎和肛门炎等，应饭后服。米诺环素可产生前庭反应，表现为眩晕、共济失调等，给药后很快出现，女性多于男性。因此，服药期间不宜从事高空作业、驾驶和机器操作。

## 二、氯霉素类抗生素

氯霉素于1947年首次由委内瑞拉链霉菌中分离提取，目前多用其人工合成品。

### （一）体内过程

氯霉素口服吸收良好，口服后1～2小时在血中即可达最高浓度。广泛分布，容易进入心包液、胸液、关节腔液、眼房水及脑脊液，其中在脑脊液中浓度较其他抗生素高。主要通过肝代谢、肾排泄。

### （二）抗菌作用

氯霉素为广谱抗生素。对需氧革兰氏阳性菌和革兰氏阴性菌、立克次体、衣原体、支原体和螺旋体都有抑制作用，对革兰氏阴性菌作用较强，尤其对流感杆菌作用强，对革兰氏阳性菌的作用不及青霉素和四环素。

氯霉素的抗菌机制是抑制蛋白质合成。由于氯霉素还可抑制人体线粒体的蛋白质合成，对人体产生毒性，特别是造血细胞对氯霉素更敏感。

（三）临床应用

氯霉素曾用于伤寒与副伤寒的治疗，但由于氯霉素可引起再生障碍性贫血，现已被氟喹诺酮和第三代头孢菌素取代。

氯霉素目前仅用于治疗威胁生命的感染，如细菌性（流感嗜血杆菌）脑膜炎或立克次体感染。多西环素通常为立克次体感染的首选药，对多西环素过敏、肾功能不良、怀孕妇女和儿童，或必须注射给药者，可选用氯霉素。

氯霉素滴眼治疗敏感菌引起的眼部感染。

（四）不良反应

1.抑制骨髓造血功能

氯霉素最严重的毒性反应表现如下。

（1）剂量相关性的贫血、白细胞减少、血小板减少。发现后及时停药。

（2）与剂量大小、疗程长短无关的不可逆的再生障碍性贫血。发生率为1/30 000，但死亡率很高。患者出现致死性的各类血细胞减少、皮肤黏膜瘀斑、鼻出血、咽痛、黄疸、高热等。在用药过程中定期检查血象，一旦出现异常，立即停药。

2.灰婴综合征

新生儿和早产儿当剂量过大时可发生灰婴综合征。最初24小时内表现为呕吐、拒哺、呼吸不规则而快、腹部膨胀和发绀；后24小时，病儿软弱，皮肤转为灰色，体温降低。若恢复无后遗症。故婴儿、孕妇、乳母应慎用。

3.其他

口服可发生恶心、呕吐、腹泻和会阴刺激症状。少见过敏反应如皮疹、血管神经性水肿与视神经炎等。

## 三、林可霉素类抗生素

林可霉素类抗生素包括林可霉素和克林霉素。

## （一）体内过程

口服吸收迅速而完全，不受进食的影响。吸收后除脑脊液外，广泛及迅速分布于各体液和组织中，主要在肝中代谢，经肾排泄。

## （二）抗菌作用

作用机制为抑制细菌蛋白质合成。抗菌谱与红霉素相似，对革兰氏阳性菌及大多数厌氧菌有效。对几乎所有的革兰氏阴性杆菌及肺炎支原体无效。

## （三）临床应用

林可霉素类抗生素用于青霉素、头孢菌素类抗生素治疗无效或过敏者。对金黄色葡萄球菌所致的骨髓炎可作为首选药，还可用于治疗厌氧菌引起的腹腔、盆腔感染及敏感的革兰氏阳性菌引起的呼吸道、关节和软组织、骨组织、胆管等感染及败血症、心内膜炎等。

## （四）不良反应

不良反应常见为轻微的胃肠道反应，口服、注射均可引起。主要为不同程度的腹泻，严重时可导致致死性伪膜性肠炎，可口服万古霉素或甲硝唑治疗。也可引起轻微的变态反应。

# 四、万古霉素类抗生素

万古霉素类抗生素包括万古霉素和去甲万古霉素。

## （一）体内过程

胃肠道吸收好，肌内注射引起剧痛和组织坏死，故一般应稀释后缓慢静脉滴注。广泛分布于全身大多数组织和体液中，不易通过血-脑脊液屏障，主要由肾排泄。

## （二）抗菌作用

作用机制是抑制细胞壁合成。作用特点是对其他抗生素耐药的革兰氏阳性菌有较强的杀菌作用。对多数革兰氏阴性菌、分枝杆菌属、立克次体属、衣原体属或真菌均无效。

（三）临床应用

万古霉素类抗生素主要用于治疗耐药菌所致的严重感染，如肺炎、脓胸、心内膜炎、骨髓炎和软组织感染等；还可用于治疗血液透析患者发生葡萄球菌属所导致的动、静脉分流感染；口服适用于治疗克林霉素所引起的假膜性肠炎经甲硝唑治疗无效者。

（四）不良反应

毒性较大，较大剂量应用可出现耳毒性与肾毒性。在用药期间注意监测听力与肾功能。避免与氨基糖苷类抗生素、强效利尿药、多黏菌素合用。

替考拉宁的化学结构、作用机制、抗菌谱、抗菌活性和万古霉素类抗生素相当，但其肌内注射吸收好，不良反应轻微而短暂。

## 五、多黏菌素类抗生素

多黏菌素类抗生素包括多黏菌素B（polymyxin B）和多黏菌素E（polymyxin E）。多黏菌素类抗生素是由多黏芽孢杆菌产生的一组多肽类抗生素，毒性大，主要作为局部应用，口服用于肠道感染的治疗和肠道手术前准备。多黏菌素类抗生素主要是与细菌细胞膜上的磷脂结合，增加细菌细胞膜通透性，使细菌细胞内物质外漏而呈现杀菌作用。目前临床主要用于治疗铜绿假单胞菌及其他假单胞菌引起的创面、尿路及眼、耳等部位感染。但肾毒性大，发生率高，安全范围小，大剂量使用易造成患者急性肾小管坏死及肾衰竭。

# 第五节　抗生素的用药指导

## 一、抗生素的用药指导程序

抗生素的用药指导程序见表2-2。

表2-2　抗生素的用药指导程序

| 用药步骤 | 用药指导要点 |
| --- | --- |
| 用药前 | 熟悉抗生素的适应证和禁忌证，了解各种剂型和用法 |
| 用药中 | 1.过敏体质慎用抗生素，对过敏的药物禁用 |
| | 2.肝功能不全者慎用大环内酯类、磺胺类药物和抗结核、真菌药。后两者长期使用时，应定期复查肝功能。头孢菌素类药物剂量较大时也可损坏肝功能 |
| | 3.老、幼患者避免使用庆大霉素、链霉素、卡那霉素等肾毒性、耳毒性药物 |
| | 4.磺胺类药物抑制甲状腺功能，故甲状腺功能减退者禁用 |
| | 5.无明确感染征象，应尽量避免使用抗生素，防止产生耐药性（细菌对药物的适应与抗药）及双重感染（敏感菌被杀灭后，不敏感菌因失去拮抗而感染机体） |
| | 6.青霉素在大剂量使用（每日超过2000万U）时，有时会出现幻觉、抽搐、昏睡、精神失常等症状；静脉输入的浓度为1万～4万U/mL，超浓度使用时，各种危险性增加；静脉滴注青霉素钾盐更应当注意浓度与速度，否则血钾快速升高会引起心搏骤停 |
| | 7.同类抗生素不要重用，但是有时不同抗生素联合使用起协同作用 |
| | 8.抗生素达到最大作用，一般在用药72小时之后，也就是说用药3天后才达到最好疗效，通常用药1～2天认为无效而随意停用或更改药物是不合理的 |

| 用药步骤 | 用药指导要点 |
|---|---|
| 用药后 | 1. 氯霉素、氨苄西林、链霉素、新生霉素等有时可引起粒细胞缺乏症，应定期检测患者的血常规 |
| | 2. 妥布霉素偶可致转氨酶升高；多数头孢菌素类药物大剂量使用可致转氨酶、碱性磷酸酯酶升高；多黏菌素类、氨基糖苷类及磺胺类药物可引起肾小管损害，应定期检测患者的尿常规 |
| | 3. 氨基糖苷类药物损害第八对脑神经，引起耳鸣、眩晕、耳聋；大剂量青霉素G或半合成青霉素引起神经肌肉阻滞，表现为呼吸抑制甚至呼吸骤停；氯霉素、环丝氨酸引起精神病反应等。用药后应注意患者的体征和行为是否有变化 |

## 二、小儿感染预防指导

经常保持皮肤和黏膜的清洁和完整，避免创伤，切忌挤压或用针挑刺疮疖，积极治疗、控制慢性病，合理使用免疫抑制剂和抗生素类药物，烧伤病房严格消毒等措施，均可预防感染发生。一切明显的或隐匿的化脓性病灶如能及早予以清除，就可以减少感染的发生。

小儿常见的传染病如麻疹、流行性感冒、百日咳等易继发较重的呼吸道细菌感染，从而发生细菌感染。对这类病儿，必须加强保护。对不论多么细小的皮肤创伤必须予以重视，早做适当处理。随着环境卫生、个人卫生、营养状况及小儿保健工作的不断改善，细菌感染的发病率必然会随之下降。

主要预防措施如下。

教育孩子养成良好的卫生习惯和饮食习惯，如饭前便后洗手、勤洗澡、喝开水和不吃生冷食物。

房间经常通风换气，衣服被褥要经常在阳光下曝晒。

尽量少带孩子去拥挤的公共场所，尽量避免与其他有发热、出疹性疾病的儿童接触。

加强体育锻炼，提高抗病能力。

患者用过的餐具、用具、衣物等健康人不要随便使用，要用开水煮沸消毒。

## 三、常用制剂和用法

青霉素钠：注射剂，静脉滴注，每日200万～2000万U，分2～4次给药。

阿莫西林钠：片剂，每次0.5～1 g，每6～8 小时1次。

阿莫西林克拉维酸钾：片剂，成人每次1.2 g，每日3～4次。

氯唑西林：胶囊剂，成人每次0.5～1 g，每日3～4次。小儿口服，每日3～4次，每次服20～30 mg/kg。

双氯西林：片剂，成人每次0.25～0.5 g。每日4次。小儿口服，每日4～6次，每次服30～50 mg/kg。

羧苄西林：注射剂，成人每次0.5 g，每日4次。

头孢唑啉钠：注射剂，每次0.5～1 g，每日2～4次，严重感染可增至每日6 g，分2～4次静脉给予。

头孢呋辛钠：注射剂，每次0.75～1.5 g，每8 小时给药1次。对于危及生命的感染或罕见敏感菌引起的感染每6小时使用1.5 g。

头孢噻肟钠：注射剂，成人每日2～6 g，分2～3次，严重感染者每6～8小时给药2～3 g，每日最高剂量不超过12 g。肌酐清除率<20 mL/min，维持量应减半；血清肌酐>751 μmol/L，维持量为正常的1/4。

头孢拉定：胶囊剂，成人每次0.25～0.5 g（1～2粒），每6小时1次，每日最高剂量为4 g（16粒）。儿童每次服25～50 mg/kg，每6小时1次。

头孢氨苄：片剂或胶囊剂，成人口服，一般每次 250～500 mg（2～4粒），每日 4 次，高剂量每日 4 g（32粒）。

头孢克肟：片剂，成人和体重 30 kg 以上的儿童口服，每日 2 次，每次 50～100 mg，重症可增至每次 200 mg。小儿口服，每日 2 次，每次服 1.5～3 mg/kg。

红霉素：肠溶片剂——0.125 g、0.25 g，每次0.25～0.5 g，每日3～4次。注射剂——0.25 g、0.3 g，每日1～2 g，分3～4 次注射。

林可霉素：片剂——0.25 g、0.5 g。胶囊剂——0.25 g、0.5 g。每次0.5 g，每6～8小时1次。注射剂——0.2 g/mL、0.6 g/mL，每日2～3次，肌内注射或静脉滴注。

克林霉素：胶囊剂——0.075 g、0.15 g。每次0.15～0.3 g，每日3～4次。

链霉素：注射剂——0.5 g/2 mL。每日0.75～1 g。

卡那霉素：注射剂——0.5 g/2 mL、1 g/2 mL。每次0.5 g，每日2次，肌内注射。

阿米卡星：注射剂——0.1 g/2 mL、0.2 g/2 mL。每日0.2～0.4 g。

新霉素：片剂——0.1 g、0.25 g。每次0.25～0.5 g，每日3～4次。滴眼液——4万 U/8 mL。每次1～2滴，每日3～5次。

左氧氟沙星氯化钠注射液：注射剂——250 mg或500 mg，缓慢滴注，滴注时间不少于60分钟，每24小时滴注1次；或750 mg，缓慢滴注，时间不少于90分钟，每24小时滴注1次。肌酐清除率≥50 mL/min，无须调整剂量。肌酐清除率＜50 mL/min，须调整剂量。

盐酸环丙沙星片：片剂，成人常用量为每日0.5～1.5 g，分2～3次。急性单纯性下尿路感染，每日0.5 g，分2次，疗程5～7天。复杂性尿路感染，每日1 g，分2次，疗程7～14天。

氯霉素：片剂——0.25 g。每次1～2 g，每日3～4次。滴眼液——20 mg/8 mL。每次1～2滴，每日3～5次。滴耳液——0.25 mg/10 mL。每次1～3滴，每日3次。

万古霉素：片剂——0.25 g。每次0.25～1 g，每日2次。注射液——0.5 g/50万U。每日100万～200万U，分2～4次，缓慢滴注。

# 第三章 其他药物药理学与用药指导

## 第一节 抗高血压药

### 一、高血压

#### （一）概述

高血压是以体循环动脉血压[收缩压和（或）舒张压]增高为主要表现的临床综合征。高血压是严重危害人类健康的常见心血管疾病，不仅患病率高，而且可引起心、脑、肾等靶器官的严重并发症，是脑卒中、冠心病的主要危险因素。高血压分为原发性高血压和继发性高血压。原发性高血压又称高血压病，与遗传、环境因素有关，约占高血压患者的95%。继发性高血压约占5%，常继发于原发性醛固酮增多症、嗜铬细胞瘤、肾动脉狭窄等疾病。

#### （二）病因与发病机制

1.原发性高血压的病因机制

目前认为，原发性高血压是在一定遗传因素的前提下由多种后天环境因素作用的结果。一般认为遗传因素约占40%。

（1）遗传因素：发病有明显的家庭聚集性，父母均有高血压病，其子女的发病概率高达46%。

（2）精神因素：脑力劳动者、长期精神紧张度高者易发生高血压病。

（3）血管内皮功能异常：血管内皮通过代谢、生成、激活和释放各种血管活性物质调节血压。高血压时舒张血管物质生成减少，收缩血管物质生成增多，血管平滑肌细胞对舒张因子的反应减弱，而对收缩因子的反应增强。

（4）其他因素：饮食、肥胖、服避孕药、阻塞型睡眠呼吸暂停低通气综合征与高血压的发生有关。

2.继发性高血压的病因机制

（1）肾脏疾病：肾脏疾病引起的高血压，是继发性高血压中最常见的一种，称为肾性高血压，包括以下几种。①肾实质性病变，如急性和慢性肾小球肾炎、慢性肾盂肾炎、妊娠高血压疾病、先天性肾脏病变（多囊肾、马蹄肾、肾发育不全）、肾结核、肾结石、肾肿瘤、继发性肾脏病变（各种结缔组织疾病、糖尿病性肾脏病变、肾淀粉样变性、放射性肾炎、创伤和泌尿道阻塞所致的肾脏病变）等；②肾血管病变，如肾动脉和肾静脉狭窄阻塞（先天性畸形、动脉粥样硬化、炎症、血栓、肾蒂扭转）；③肾周围病变，如炎症、脓肿、肿瘤、创伤、出血等。

（2）内分泌疾病：肾上腺皮质疾病，包括皮质醇增多症（库欣综合征)、原发性醛固酮增多症、伴有高血压的肾上腺性变态综合征和肾上腺髓质的嗜铬细胞瘤、肾上腺外的嗜铬细胞瘤都能引起继发性高血压。其他内分泌性的继发性高血压包括垂体前叶功能亢进（肢端肥大症）、甲状腺功能亢进或减退、甲状旁腺功能亢进（高血钙）、类癌和绝经期综合征等。内分泌疾病伴有高血压的并不少见。继发性高血压也可由外源性激素所致，如雌激素（女性长期口服避孕药）、糖皮质激素、盐皮质激素、拟交感胺和含酪胺的食物及单胺氧化酶抑制剂等。

（3）血管病变：主动脉缩窄、多发性大动脉炎等，主要引起上肢血压升高。

（4）其他：睡眠呼吸暂停综合征和各种药物引起的高血压等。

（三）临床表现

1.一般症状

原发性高血压多数起病缓慢，早期常无症状，可于查体时发现血压升高。常见症状有头晕、头痛、颈项僵硬、疲劳、心悸、眼花、耳鸣、失眠、多梦、注意力不集中等，在紧张或劳累时加重。

2.并发症

血压持久升高可导致心、脑、肾、视网膜、血管等靶器官损害。

（1）心：长期高血压引起的心脏形态和功能改变称为高血压性心脏病。

（2）脑：高血压后期常并发急性脑血管病，包括以下两类。

①出血性脑血管病，如高血压性脑出血、蛛网膜下腔出血等。

②缺血性脑血管病，如短暂性脑缺血发作、脑血栓形成、腔隙性梗死等。

（3）肾：长期持久的高血压可致进行性肾硬化，并加速肾动脉粥样硬化的形成，可出现蛋白尿、肾功能损害等。

（4）视网膜：视网膜小动脉早期发生痉挛，随着病情进展出现硬化改变。血压急骤升高可引起眼底出血、渗出和视神经盘水肿。

（5）血管：严重的高血压可促使主动脉夹层形成并破裂，常可致命。

## （四）辅助检查

1.实验室检查

常规检查项目是血常规、尿常规、血糖、血胆固醇、血甘油三酯、血尿酸、肾功能等。

2.心电图检查

心电图可见左心室电压并继发ST-T改变、心律失常等。

3.胸部X线检查

X线片可见主动脉升部、弓部、降部迂曲延长，心界向右下方扩大。

4.动态血压监测

24小时动态血压监测可知血压升高程度、昼夜变化及降压治疗效果。

5.眼底检查

眼底检查有助于发现眼底血管与视网膜病变。

## （五）诊断要点

高血压诊断标准：在未服抗高血压药物的情况下，收缩压≥140 mmHg和（或）舒张压≥90 mmHg。

原发性高血压的确定：未服抗高血压药物、休息15分钟、非同日3次测血压均达到或超过成人高血压标准，并排除继发性高血压，可诊断为原发性高血压。

根据血压增高的水平，可进一步分为高血压Ⅰ、Ⅱ、Ⅲ期级（表3-1）。

表3-1 血压水平的定义和分类（世界卫生组织/国际高血压联盟）

| 类别 | 收缩压（mmHg） | 舒张压（mmHg） |
|---|---|---|
| 正常血压 | <130 | <85 |
| 正常高值 | 130～139 | 85～89 |
| Ⅰ期高血压（轻度） | 140～159 | 90～99 |
| Ⅱ期高血压（中度） | 160～179 | 100～109 |
| Ⅲ期高血压（重度） | ≥180 | ≥110 |

## 二、常用抗高血压药

凡能降低血压而用于高血压治疗的药物称为抗高血压药。目前，国内外广泛应用或称为第一线抗高血压药的是利尿药、钙通道阻滞药、β受体阻断药和肾素-血管紧张素-醛固酮系统（RAAS）抑制药。

### （一）利尿药

利尿药常作为治疗高血压的基础药物。各类利尿药单用即有降压作用。许多降压药在长期使用过程中，可引起不同程度的水钠潴留，影响降压效果。合用利尿药能消除水钠潴留，使降压作用增强。利尿药包括高效、中效和低效三大类，临床治疗高血压以噻嗪类利尿药为主，其中氢氯噻嗪最为常用。

1.药理作用

氢氯噻嗪的降压作用确切、温和、持久，降压过程平稳，可使收缩压与舒张压成比例地下降，对卧位和立位均有降压作用。长期应用不易发生耐受性。大多数患者一般用药2～4周可以达到最大疗效。噻嗪类利尿药降压的确切机制尚不清楚，初期降压作用可能是通过排钠利尿，使细胞外液及血容量减少；长期应用排钠使体内轻度缺钠，小动脉细胞内低钠，通讨$Na^+$-$Ca^{2+}$交换机制减少$Ca^{2+}$内流，从而使血管平滑肌对去甲肾上腺素等加压物质的反应性减弱。

2.临床应用

噻嗪类利尿药是治疗高血压的基础药物。可单用治疗轻度高血压，与其他降压药合用治疗各类高血压，联合用药可增强降压作用，并防止其他药物引起的水钠潴留。对于老年高血压患者，因肾单位减少，水钠容量增加，血浆肾素活性降低，这类药物疗效更佳。

3.不良反应

长期大剂量应用可引起低血钾、高血糖、高血脂、高尿酸血症等。吲达帕胺属于非噻嗪类利尿药，降压作用温和，疗效确切，不引起血脂改变，对伴有高脂血症患者可用吲达帕胺替代噻嗪类利尿药。

## （二）钙通道阻滞药

钙通道阻滞药是通过抑制细胞外$Ca^{2+}$的内流，使血管平滑肌松弛，血压下降。临床上常用的钙通道阻滞药共有三大类。

二氢吡啶类：硝苯地平、尼群地平等，可由于交感神经兴奋引起心率加快。

苯烷胺类：维拉帕米、戈洛帕米等。

苯硫氮䓬类：地尔硫䓬、克仑硫䓬等。

各类钙通道阻滞药对心脏和血管的选择性不同，以苯烷胺类对心脏作用最强，二氢吡啶类对血管作用较强，苯硫氮䓬类介于两者之间。

1.硝苯地平

（1）体内过程：口服易吸收，生物利用度为45%～70%，舌下含服、口服硝苯地平片剂，分别在3分钟、20分钟后出现降压作用。药物主要在肝脏代谢，少量以原形的形式经肾排泄。

（2）药理作用：降压作用快而强，但对正常血压者影响不明显。降压时伴有反射性心率加快，血浆肾素活性增高，合用β受体阻断药可对抗。本类药物对糖、脂质代谢无不良影响。短效制剂口服30分钟起效，作用持续4～6小时，但长期用药可加重心肌缺血、增加心性猝死率。现主张应用长效制剂，安全可靠、疗效显著，可明显提高生存率。

（3）临床应用：适用于治疗轻、中、重度高血压，可单用或与利尿药、β受体阻断药、ACEI合用，以增强疗效，减少不良反应。目前多采用缓释剂或控释剂等长效制剂，以延长其作用时间并减轻迅速降压造成的反射性的交感神经活性增强。

（4）不良反应：一般较轻，常见面部潮红、头痛、眩晕、心悸、踝部水肿等，与该药扩张血管作用有关。

2.尼群地平

尼群地平药理作用、用途与硝苯地平相似，对血管平滑肌的松弛作用较硝苯地平强，降压作用维持时间较长。适用于治疗各型高血压。不良反应与硝苯地平相似，肝功能不良者慎用或减量。

3.氨氯地平

氨氯地平为长效钙通道阻断药。作用与硝苯地平相似，起效慢，作用平稳而持久，由血管扩张引起的头痛、颜面潮红、心率加快等症状不明显。口服吸收好，生物利用度高，$T_{1/2}$为40～50小时，每日只需服药一次，降压作用可维持24小时，血药浓度较稳定，可减少血压波动造成的器官损伤，适用于治疗各型高血压。不良反应与硝苯地平相似，但发生率低。

### （三）β受体阻断药

β受体阻断药除用于治疗心律失常、心绞痛外，也是疗效确切的抗高血压药，主要有普萘洛尔、美托洛尔、阿替洛尔、拉贝洛尔等。

1.普萘洛尔

（1）体内过程：普萘洛尔为高度亲脂性化合物，口服吸收完全，但肝脏首过消除显著，生物利用度约为25%，且个体差异较大。主要经肝脏代谢、肾脏排泄。

（2）药理作用：普萘洛尔为非选择性β受体阻断药，对$β_1$、$β_2$受体都有作用。降压作用缓慢、平稳，收缩压、舒张压均降低。

普萘洛尔可通过多种机制降压，主要与下列作用有关。

①减少心排血量：阻断心肌$β_1$受体，使心肌收缩力减弱，心率减慢，心排血量减少而发挥作用。

②抑制肾素分泌：阻断肾小球旁器部位的$β_1$受体，减少肾素分泌，从而抑制肾素-血管紧张素-醛固酮系统活性。

③降低外周交感神经活性：阻断去甲肾上腺素能神经突触前膜$β_2$受体，消除正反馈作用，减少去甲肾上腺素的释放。

④中枢性降压：阻断血管运动中枢的β受体，从而抑制外周交感神经张力而降压。

⑤促进具有扩张血管作用的前列环素合成。

（3）临床应用：用于治疗各种程度的原发性高血压，可单独应用，也可与其他抗高血压药合用。对伴有心排血量或肾素活性偏高者疗效较好，对高血压伴有心率快、心绞痛、偏头痛、焦虑症等尤为适用。

（4）不良反应：抑制心脏功能，可导致心动过缓、心肌收缩力减弱，甚至心功能不全，长期用药可导致血脂升高。可诱发或加重支气管哮喘。支气管哮喘、严重左心衰竭及重度房室传导阻滞者禁用。长期用药突然停药，可使血压反跳性升高，病情复发或加重。

2.美托洛尔、阿替洛尔

美托洛尔和阿替洛尔的降压作用优于普萘洛尔，对心脏 $\beta_1$ 受体有较大选择性，对支气管的 $\beta_2$ 受体影响较小。口服用于治疗各种程度的高血压，降压作用持续时间较长，每日服用1～2次。

3.拉贝洛尔

拉贝洛尔能阻断 $\alpha$ 受体和 $\beta$ 受体，其阻断 $\beta$ 受体的作用比阻断 $\alpha_1$ 受体的作用强，对 $\alpha_2$ 受体无作用。降压作用温和，对心排血量和心率影响小，适用于各型高血压及高血压伴有心绞痛的患者，静脉注射可以治疗高血压危象。不良反应轻。由于 $\alpha_1$ 受体阻断作用，可产生直立性低血压。头皮刺麻感是该药的特殊反应，其他尚有胃肠道反应、头痛、乏力、皮疹和过敏反应。

（四）肾素-血管紧张素-醛固酮系统抑制药

RAAS在血压调节及体液的平衡中起到十分重要的作用，对高血压发病有重大影响。除存在整体的RAAS外，组织中也存在独立的RAAS。作用于该系统的药物主要有血管紧张素转化酶抑制剂（ACEI）和血管紧张素Ⅱ受体阻断药。

1.血管紧张素转化酶抑制剂

卡托普利在1977年首先用于治疗高血压，是第一个口服有效的ACEI。近年来又合成了十余种高效、长效且不良反应较少的ACEI。该类药物的作用特点：降压时不伴有反射性心率加快，对心排血量没有明显影响；可预防和逆转心肌和血管构型重建；能增加肾血流量，保护肾脏；能改善胰岛素抵抗，不引起电解质紊乱和脂质代谢改变；久用不易产生耐受性。

（1）卡托普利

①体内过程：口服生物利用度约为70%，胃肠道食物可影响其吸收，宜在饭前1小时服用。口服后15～30分钟血压开始下降，1～1.5小时达降压高峰，降压持续4～9小时，剂量超过25 mg时可延长作用时间。部分在肝脏代谢，主要经肾排出，40%～50%为原形药物。肾功能不全者药物有蓄积，为2～3小时，乳汁中

有少量分泌，不透过血-脑脊液屏障。

②药理作用：具有中等强度的降压作用，可降低外周阻力，不伴有反射性心率加快，同时可以增加肾血流量。降压机制主要涉及以下几个方面。a.抑制血管紧张素转换酶（ACE），减少血管紧张素Ⅱ（AngⅡ）形成，从而取消AngⅡ收缩血管、促进儿茶酚胺释放的作用。b.抑制AngⅡ生成的同时，可减少醛固酮分泌，有利于水、钠排出。其特异性扩张肾血管作用也有利于促进水、钠排泄。c.ACE又称激肽酶Ⅱ，能降解缓激肽等，使之失活。抑制ACE，可减少缓激肽降解，提高缓激肽在血中的含量，进而促进一氧化氮（NO）及前列环素（$PGI_2$）的生成，增强扩张血管效应。

③临床应用：用于治疗各型高血压，降压作用与血浆肾素水平相关，对血浆肾素活性高者疗效较好，尤其适用于合并糖尿病、左心室肥厚、心力衰竭、心肌梗死的高血压患者。重型及顽固性高血压宜与利尿药及β受体阻断药合用。

④不良反应：耐受性良好，但应从小剂量开始使用。主要不良反应有咳嗽、血管神经性水肿、皮疹、味觉及嗅觉改变等。久用可发生中性粒细胞减少，应定期检查血象。因减少AngⅡ生成的同时减少醛固酮分泌，可致高血钾。禁用于伴有双侧肾动脉狭窄、高血钾及妊娠期的患者。

（2）依那普利：依那普利的降压作用机制与卡托普利相似，但抑制ACE的作用较卡托普利强10倍，降压作用强而持久，主要用于治疗高血压，对心功能的有益影响优于卡托普利。因其不含-SH基团，无青霉胺样反应（皮疹、嗜酸性粒细胞增多）。其他不良反应与卡托普利相似。

其他ACE抑制药还有赖诺普利、喹那普利、培哚普利、雷米普利、福辛普利等。这些药物的共同特点是长效，每日只需服用一次。作用及临床应用与依那普利相似。

2.血管紧张素Ⅱ受体阻断药

血管紧张素Ⅱ受体阻断药可直接阻断AngⅡ的缩血管作用而降压，与ACEI相比，选择性更强，不影响缓激肽的降解，对AngⅡ的拮抗作用更完全，不良反应较ACEI少，是继ACEI后的新一代肾素-血管紧张素-醛固酮系统抑制药。常用药有氯沙坦、缬沙坦、厄贝沙坦等。

（1）氯沙坦：氯沙坦选择性地与$AT_1$受体结合，阻断AngⅡ引起的血管收缩，从而降低血压。用于治疗各型高血压，效能与依那普利相似，每日口服

50 mg即可有效控制血压，作用可维持24小时。长期应用还有促进尿酸排泄的作用。对伴有糖尿病、肾病和慢性心功能不全患者有良好疗效。

不良反应较ACEI少，不引起咳嗽，主要有头晕、高血钾、与剂量相关的直立性低血压。孕妇及哺乳期妇女禁用。

（2）缬沙坦：缬沙坦对人AT₁受体亲和力比氯沙坦强5倍。降压平稳，用药后2小时出现降压作用，可持续24小时。连续用药2～4周降压达最大效应。临床应用同氯沙坦。不良反应少，主要有头痛、眩晕、疲劳等。孕妇禁用。

## 三、其他抗高血压药

### （一）影响交感神经递质药

利血平属于影响交感神经递质药。

1.药理作用和临床应用

利血平抑制交感神经末梢摄取去甲肾上腺素，耗竭递质而产生降压作用。降压作用缓慢、温和、持久，口服给药1周显效，2～3周作用达高峰，可维持3～4周。因不良反应多，目前已不单独应用，常与利尿药等制成复方制剂，用于治疗轻、中度高血压，特别是对伴有情绪紧张的高血压患者疗效较好。

2.不良反应

不良反应可有鼻塞、乏力、心率减慢、胃酸分泌增多、腹泻、阳痿等。中枢抑制作用可有镇静、嗜睡、情绪低落，较严重的可出现抑郁症，一旦发生应立即停药。胃、十二指肠溃疡患者慎用或禁用，有精神抑郁病史者禁用。

### （二）中枢性降压药

1.可乐定

（1）药理作用和临床应用：降压作用中等偏强，降压时可伴有心率减慢、心排血量减少、外周血管阻力降低。本药对肾血流量和肾小球滤过率无明显影响。此外，可乐定还具有镇静、镇痛、抑制胃肠运动和分泌作用。用于治疗中度高血压，特别是对肾性高血压或伴有溃疡病的高血压患者较为适用。也可用于阿片类镇痛药成瘾者的脱毒治疗。

（2）不良反应：常见不良反应是口干和便秘。其他有镇静、嗜睡、抑郁、眩晕、血管神经性水肿、恶心、心动过缓和食欲缺乏等。长期用药突然停药可能引起停药反应。恢复给药或用α受体阻断药可缓解其"反跳"现象。

2.甲基多巴

甲基多巴的作用与可乐定相似，降压作用中等偏强。降压时伴心率减慢、心排血量减少、外周血管阻力降低，以肾血管阻力降低最为明显。适用于中度高血压，特别是伴有肾功能不全的高血压患者。不良反应有嗜睡、口干、便秘，有时可出现肝损害和黄疸，肝功能不全患者禁用。

### （三）α受体阻断药

哌唑嗪属于α受体阻断药。

1.药理作用和临床应用

降压作用中等偏强。可选择性阻断血管平滑肌突触后膜化受体，扩张血管，降低外周阻力，使血压下降。降压的同时不引起心率加快及肾素分泌增加。对前列腺肥大患者能改善排尿困难症状。此外，长期应用哌唑嗪可降低血浆甘油三酯（TG）、总胆固醇（TC）、低密度脂蛋白（LDL）和极低密度脂蛋白（VLDL），增加高密度脂蛋白（HDL），对缓解冠状动脉病变有利。用于治疗轻、中度高血压，与利尿药或β受体阻断药合用可增强疗效。对高血压伴肾功能不良者较适用，特别是伴有高脂血症或前列腺肥大的高血压患者。

2.不良反应

部分患者首次给药后0.5～1小时可出现直立性低血压、眩晕、出汗、心悸等反应，称为"首剂现象"。发生率高达50%，尤其是已用利尿药或β受体阻断药者更易发生。将首次剂量减半（0.5 mg）并于睡前服用可避免发生。其他不良反应有眩晕、乏力、口干等，一般不影响用药。

### （四）血管平滑肌扩张药

1.肼屈嗪

（1）药理作用和临床应用：直接扩张小动脉血管平滑肌，降低外周阻力而降压。降压时伴有反射性心率加快、心排血量增多、血浆肾素活性增高及水钠潴留，从而减弱其降压作用，故一般不单独使用。合用利尿药和β受体阻断药可增效。

（2）不良反应：有头痛、颜面潮红、黏膜充血、心动过速，并可诱发心绞痛和心力衰竭等，大剂量长期应用可引起全身性红斑狼疮样综合征，停药后可自行痊愈，少数严重者可致死。

2.硝普钠

（1）药理作用和临床应用：该药为快速、强效、血管扩张药，通过扩张小静脉、小动脉血管平滑肌，减少心脏前后负荷，利于改善心功能。口服不吸收，静脉给药1～2分钟起效，停药后5分钟血压回升。主要用于治疗高血压危象，可作为首选药。亦用于治疗高血压合并难治性心力衰竭、嗜铬细胞瘤引起的高血压等。

（2）不良反应：血压降低过快可出现恶心、出汗、头痛、心悸等，停药或减慢滴速后症状消失。

## 四、抗高血压药的用药指导

### （一）用药指导程序

抗高血压药的用药指导程序见表3-2。

表3-2　抗高血压药的用药指导程序

| 用药步骤 | 用药指导要点 |
|---|---|
| 用药前 | 1.熟悉一线降压药的作用特点和适应证，知道其他降压药的适应证及禁忌证 |
|  | 2.熟悉各类降压药的用量及服药时间 |
| 用药中 | 1.抗高血压药可以控制血压但不能治愈高血压，必须长期治疗以控制血压及预防其对身体多个系统的损害。告知患者坚持按医嘱服药，在没有医生建议的情况下，不能随意开始或停止服药 |
|  | 2.在长期服用降压药的过程中，患者可能会出现药物不良反应，应准确告知患者所服药物的不良反应及如何处理 |
|  | 3.新加用降压药物的患者出现相应不良反应（如颜面潮红、干咳等）且不能耐受时，应及时就医换药 |
|  | 4.高血压患者若出现胸闷、气短、运动耐力下降，应及时到医院就诊 |
| 用药后 | 1.注意用药后观察药物的疗效及不良反应，需要规律地监测血压，可以使用水银血压计和电子血压计，后者使用方便、简单，适用于家庭保健 |
|  | 2.按医嘱规范治疗，改善治疗依从性，尽可能实现降压达标；坚持长期平稳有效地控制血压 |

## （二）非药物治疗指导

高血压的非药物治疗和患者的自我管理非常重要，包括提倡健康的生活方式，消除不利于心理和身体健康的行为和习惯，减少高血压及心血管病的发病危险。

高血压患者应限制盐的摄入，增加体育锻炼控制体重，减少脂肪的摄入，多吃新鲜的蔬菜和水果，戒烟限酒，减轻精神压力，保持心态平衡。

## （三）抗高血压药应用原则

1.有效治疗与终身治疗

有效治疗就是使血压控制达标。一般的高血压患者，其血压应控制在140/90 mmHg以下，如可耐受，可继续降到130/80 mmHg以下。老年人血压降到150/90 mmHg以下，伴有糖尿病、肾病或者脑血管病的高血压患者，一般可将血压降到130/80 mmHg以下。原发性高血压病因不明，无法根治，一般需要长期甚至终身治疗。

2.坚持个体化治疗

应根据患者年龄、性别、病情程度及合并症等情况制定治疗方案。

3.联合用药

为增加疗效，减少不良反应的发生，在低剂量单药治疗效果不好时，可采取联合用药。

4.平稳降压和保护靶器官

一线降压药中对靶器官有良好保护作用的有长效钙通道阻滞药、血管紧张素转化酶抑制剂和血管紧张素Ⅱ受体阻断药，临床推荐使用长效制剂，能平稳控制血压，保护靶器官，减少心血管疾病的发生。

## （四）常用制剂和用法

氢氯噻嗪：片剂——25 mg。口服，每次25～50 mg，每日1～2次。

硝苯地平：片剂——10 mg。口服，每次5～10 mg，每日3次。

氨氯地平：片剂——5 mg。口服，每次5～10 mg，每日1次。

盐酸普萘洛尔：片剂——10 mg。口服，每次10～20 mg，每日3～4次。以后每周增加剂量10～20 mg，直到达到满意疗效。

阿替洛尔：片剂——25 mg、50 mg、100 mg。口服，每次50～100 mg，每日1次。

卡托普利：片剂——25 mg、50 mg、100 mg。口服，开始每次25 mg，每日3次，饭前服，逐渐增至每次50 mg，每日3次。

氯沙坦：片剂——25 mg、50 mg。口服，每次25 mg，每日2次；每次50 mg，每日1次。

# 第二节　抗心绞痛药

## 一、心绞痛

### （一）概述

心绞痛是在冠状动脉粥样硬化的基础上，一过性冠状动脉供血不足，心肌突然缺血、缺氧引起的以发作性胸痛或胸部不适为主要表现的临床综合征。本病患者男性多于女性，多数患者在40岁以上，劳累、情绪激动、饱食、受寒等为常见的诱因。

临床上通常将心绞痛分为3型。

1.稳定型心绞痛

稳定型心绞痛一般不发作，可稳定数月，常在劳累或情绪激动时发作，持续数分钟，休息或用硝酸酯类药物后消失。此型最为常见。与冠状动脉内斑块形成有关，在冠状动脉狭窄的基础上，因劳累或情绪激动，使心脏耗氧量增加而诱发绞痛。

2.不稳定型心绞痛

不稳定型心绞痛临床上颇不稳定，不定时地频繁发作，在劳累、休息时均可发作。发作强度和频度逐渐增加。常由冠状动脉内斑块破溃、血小板聚集、血栓形成引起。

3.变异型心绞痛

患者常于休息或梦醒时因冠状动脉收缩性增加而引起心绞痛发作。多无明显诱因，发作与心肌耗氧量增加无明显关系，与冠状动脉血流贮备量减少有关。

（二）病因和发病机制

心绞痛的基本病因为冠状动脉粥样硬化造成冠状动脉管腔狭窄和痉挛，导致心肌血液供应障碍。心肌平时对冠状动脉中氧的利用率很高，当心肌需氧量增加时，只能靠增加冠状动脉血流量来维持。正常冠状动脉的储备力很大，当运动、情绪激动等使心肌耗氧量增加时，通过神经、体液的调节，冠状动脉扩张，以增加血流量来进行代偿，因此正常人在此情况下不出现心绞痛。冠状动脉粥样硬化后，管壁弹性降低、管腔狭窄或附壁血栓刺激导致冠状动脉痉挛，限制了血流量的增加，一旦心脏负荷增加，心肌耗氧量增加，需血量增加，而狭窄或痉挛的冠状动脉不能明显增加心肌供血，致使心肌对血、氧的供需矛盾突出，心肌缺血，氧供给不足，则发生心绞痛。

（三）临床表现

心绞痛以发作性胸痛为主要临床表现，典型的胸痛具有如下特点。

1.症状

（1）诱因：体力劳动、情绪激动最常见，其他如受寒、饱餐、心动过速、休克、吸烟等亦可引起。

（2）部位：主要在胸骨后或心前区，常放射至左肩、左上肢内侧达无名指和小指。

（3）性质：胸痛常为压榨性或窒息性闷痛。偶可伴濒死的恐惧感。

（4）持续时间：1～5分钟，一般不超过15分钟。可数天、数周或更长时间发作一次，亦可一日内多次发作。

（5）缓解方式：休息或含服硝酸甘油可缓解。

2.体征

发作时可见表情痛苦、面色苍白、皮肤冷汗、心率增快、血压升高，以及心尖部出现第四心音、第三心音奔马律或一过性收缩期杂音等。

## （四）辅助检查

心电图检查是冠心病的首选检查和基本检查，可发现心肌缺血情况。

冠状动脉造影具有确诊价值，可显示冠状动脉狭窄的部位、程度，并对选择治疗方案及预后判断有极为重要的帮助。

## （五）诊断要点

心绞痛发作史；心绞痛胸痛的典型特点；发作时心电图显示心肌缺血的征象；必要时可通过冠状动脉造影确诊。

# 二、常用抗心绞痛药

抗心绞痛药是一类能调节心肌需氧与供氧平衡失调的药物，目前常用的抗心绞痛药主要有3类：硝酸酯类药物、β受体阻断药及钙通道阻滞药。

## （一）硝酸酯类药物

硝酸酯类药物包括硝酸甘油、硝酸异山梨酯（消心痛）、单硝酸异山梨酯等。此类药物作用相似，只是起效快慢和持续时间有所不同。其中以硝酸甘油最为常见，它起效快、疗效确切，且使用方便。

1.硝酸甘油

（1）体内过程：硝酸甘油脂溶性大，口服易吸收，但首关消除强，生物利用度仅为8%，故不宜采用口服给药。舌下含服易经口腔黏膜吸收，且可避免首关消除的影响，含服后1～2分钟起效，维持20～30分钟，生物利用度达80%。舌下含服为硝酸甘油最常用的给药方法。也可经皮肤吸收，将硝酸甘油软膏或贴膜剂涂抹或贴在皮肤上，作用持续时间较长。

（2）药理作用：硝酸甘油的基本作用是松弛平滑肌，特别是松弛血管平滑肌，扩张静脉、动脉和冠状血管，降低心肌耗氧量并增加心肌供氧量。

①降低心肌耗氧量：硝酸甘油明显扩张静脉血管，减少回心血量，降低心脏前负荷并使心室容积缩小，进而使心室壁肌张力下降，降低心肌耗氧量；扩张动脉血管，减轻心脏后负荷，使心脏的射血阻力降低，从而降低心肌耗氧量。

②扩张冠状动脉，增加缺血区血液灌注：硝酸甘油选择性扩张较大的心外膜

血管、输送血管及侧支血管，尤其是在冠状动脉痉挛时更为明显，而对阻力血管的舒张作用较弱。当冠状动脉因粥样硬化或痉挛而发生狭窄时，缺血区域的阻力血管已因缺氧和代谢产物的堆积而处于舒张状态。这样，非缺血区阻力就比缺血区大，用药后血液将顺压力差从输送血管经侧支血管流向缺血区，从而增加缺血区的血液供应。

③降低左心室充盈压，增加心内膜供血：冠状动脉从心外膜呈直角分支，贯穿心室壁呈网状分布于心内膜下。因此，心内膜下血流易受心室壁肌张力及室内压力的影响。当心绞痛发作时，因心肌组织缺血缺氧、左心室舒张末压增高，降低了心外膜血流与心内膜血流的压力差，使心内膜下区域缺血更为严重。硝酸甘油扩张静脉血管，减少回心血量，降低心室内压；扩张动脉血管，降低心室壁张力，从而增加了心外膜向心内膜的有效灌注压，有利于血液从心外膜流向心内膜缺血区。

（3）临床应用：

①心绞痛：硝酸甘油是缓解心绞痛最常用的药物，可用于预防和治疗各型心绞痛，为稳定型心绞痛的首选药物。采用舌下含服给药，控制心绞痛急性发作。对于不稳定型心绞痛，宜采用静脉给药的方式，并辅以阿司匹林等其他治疗药物。

②急性心肌梗死：早期应用可减少心肌的耗氧量，缩小梗死面积，降低梗死的病死率。但血压过低者不宜采用，且剂量不可过大，否则血压下降明显，冠脉的灌注压下降，心肌供血减少，将加重病情。

③心功能不全：硝酸甘油扩张静、动脉血管，减轻心脏的前、后负荷，用于重度及难治性心功能不全的治疗。

（4）不良反应：

①常见的不良反应：多为扩张血管所引起，如颅内血管扩张，引起搏动性头痛、颅内压升高，故颅脑损伤、颅内出血者应禁用硝酸甘油。外周血管扩张，引起颜面潮红，严重时可引起直立性低血压和昏厥。眼内血管扩张可升高眼内压，故青光眼患者应慎用硝酸甘油。剂量过大使血管扩张明显，血压降低，反射性引起交感神经兴奋，心率加快，心肌收缩力加强，反而可使耗氧量增加而加重心绞痛发作。

②高铁血红蛋白血症：超剂量时还会引起高铁血红蛋白血症，表现为呕吐、发绀等。

③耐受性：连续用药2～3周或不间断地静脉输注数小时后可出现耐受性，停药1～2周可恢复。

2.硝酸异山梨酯

硝酸异山梨酯作用与硝酸甘油相似，但起效缓慢，作用维持时间较长。舌下含服，2～3分钟起效，作用维持时间为2～3小时。口服给药吸收完全，但生物利用度低，仅为25%，需要口服较大剂量才能达到有效血药浓度。对心绞痛发作疗效不如硝酸甘油确切可靠，主要口服，用于心绞痛的预防和心肌梗死后心力衰竭的长期治疗。

3.单硝酸异山梨酯

单硝酸异山梨酯口服生物利用度高，作用持续时间长达8小时，主要用于预防心绞痛，效果较硝酸异山梨酯好。

## （二）β受体阻断药

β受体阻断药包括非选择性β₁、β₂受体阻断药及选择性受体阻断药，用于心绞痛治疗的此类药物有十余种，普萘洛尔为常用的抗心绞痛药物。

1.药理作用

（1）降低心肌耗氧量：阻断心脏β₁受体，可使心率减慢，心肌收缩力减弱，心排血量减少，血压下降，心肌耗氧量降低。阻断肾脏β₂受体，使肾素分泌减少，肾素–血管紧张素–醛固酮系统功能降低，舒张动脉和静脉血管，减少心脏前、后负荷，降低心肌耗氧量。

（2）增加缺血区血液供应：阻断β₁受体，减慢心率而使舒张期延长，增加冠脉的灌注时间，有利于血液从心外膜流向心内膜下层缺血区；阻断β₂受体，使非缺血区阻力血管收缩，而缺血区血管则由于缺氧呈代偿性舒张状态，促使血液从非缺血区流向缺血区。

（3）改善心肌代谢：阻断β受体，减少心肌脂肪代谢，改善糖代谢，降低心肌的耗氧量。

（4）其他作用：促进氧合血红蛋白的解离，促进氧的释放，增加组织供氧；抑制缺血时血小板聚集，改善心肌血液循环。

2.临床应用

（1）稳定型心绞痛：主要用于对硝酸酯类药物不敏感或疗效差的患者，疗效肯定，常和硝酸酯类药物联合应用，可以取长补短，提高疗效，减少不良反应。特别适用于伴有心率快和高血压的心绞痛患者。

（2）不稳定型心绞痛：其发病机制是冠脉器质性狭窄和痉挛，应用普萘洛尔可降低心肌耗氧量，增加缺血心肌血供，预防缺血复发和猝死。

（3）变异型心绞痛：普萘洛尔阻断冠脉血管上的 $\beta_2$ 受体，使 $\alpha$ 受体作用占优势，易致冠脉痉挛，加重病情，故 $\beta$ 受体阻断药不宜应用。

普萘洛尔与硝酸酯类药物合用治疗心绞痛，可获得较好的协同效果，又可互补不足。硝酸酯类药物因扩张血管引起心率加快、心肌收缩增强，使心肌耗氧量增加，可使普萘洛尔减慢心率、抑制心肌收缩性的作用有所减弱。普萘洛尔增大心室容积导致耗氧量增加的作用也可被硝酸酯类药物缩小心室容积的作用所抵消。但由于两类药物均有降压作用，剂量过大，血压下降明显，冠脉的灌注压降低，冠脉血流减少，加重心绞痛发作，故合用时应减少剂量。其他 $\beta$ 受体阻断药，如醋丁洛尔、美托洛尔、阿替洛尔等也可应用。

3.不良反应

与心脏有关的不良反应为心功能抑制、心率减慢，严重者可致心动过缓、房室传导阻滞和心功能不全。本类药物可诱发和加重支气管哮喘，支气管哮喘及慢性阻塞性肺部疾病（COPD）患者禁用。低血压患者不宜应用。久用应逐渐减量至停药，如果突然停药，可导致心绞痛加剧或诱发心肌梗死。

## （三）钙通道阻滞药

常用的抗心绞痛钙通道阻滞剂有维拉帕米、硝苯地平、地尔硫䓬、尼群地平及氨氯地平等。

1.药理作用

（1）降低心肌耗氧量：

①作用于心肌细胞，阻断 $Ca^{2+}$ 内流，使心肌收缩力减弱，心率减慢，从而降低心肌耗氧量。对心脏的抑制作用以维拉帕米最强，地尔硫䓬次之，硝苯地平较弱。

②阻滞血管平滑肌细胞 $Ca^{2+}$ 内流，使外周血管扩张，对动脉的扩张明显，减轻心脏负荷，从而降低心肌耗氧量。其中，硝苯地平的扩张血管作用较强，应用后可能出现反射性心率加快，可能使心肌耗氧量增加，维拉帕米、地尔硫䓬的扩血管作用较弱。

③阻断 $Ca^{2+}$ 进入突触前膜，抑制交感神经递质的释放，降低交感神经活性，

降低心肌耗氧量。

（2）增加心肌血液供应：能明显扩张冠脉，对较大的冠状血管包括输送血管和侧支血管以及小阻力血管均有扩张作用，能改善缺血区的血液供应，且能抑制血小板聚集，改善心肌供血。

（3）保护缺血心肌细胞：心肌缺血或再灌注时细胞内"钙超载"，可造成心肌细胞尤其是线粒体功能严重受损，可促使心肌细胞死亡。钙通道阻滞药可通过抑制$Ca^{2+}$内流，减轻心肌细胞$Ca^{2+}$超负荷，可起到保护心肌细胞的作用。

2.临床应用

该药对各型心绞痛均有效，尤其对变异型心绞痛最为有效，也可用于稳定型心绞痛和不稳定型心绞痛。不同的钙通道阻滞药对各型心绞痛疗效不同。硝苯地平扩张冠脉作用强，是治疗变异型心绞痛的首选药。维拉帕米对心脏抑制作用强，对血管的扩张作用弱，对劳累型心绞痛疗效好。地尔硫草可用于治疗各型心绞痛。

钙通道阻滞药与硝酸酯类药物联合应用治疗心绞痛可产生协同作用，但应注意减量，因为两类药物都有降压作用，剂量过大，血压下降明显，冠脉的灌注压降低，心肌供氧减少，可加重心绞痛。

硝苯地平与β受体阻断药合用，疗效增加。维拉帕米、地尔硫草不宜与β受体阻断药合用，因其均对心脏有较强的抑制作用。钙通道阻滞剂特别适用于伴有高血压、快速型心律失常、哮喘及脑缺血的患者。

# 三、抗心绞痛药的用药指导

## （一）用药指导程序

抗心绞痛药的用药指导程序见表3-3。

表3-3　抗心绞痛药的用药指导程序

| 用药步骤 | 用药指导要点 |
| --- | --- |
| 用药前 | 1. 熟悉各类抗心绞痛药的适应证和禁忌证 |
| | 2. 指导患者掌握硝酸甘油正确的用药方法及用量 |
| | 3. 告知患者坚持按医嘱服药，自我监测药物副作用 |
| | 4. 外出时随时携带硝酸甘油以应急；在家中，硝酸甘油应放在易取之处，用完放回原处，以便需要时能及时找到 |
| | 5. 硝酸甘油见光易分解，应放在棕色瓶中 |
| | 6. 6个月更换1次，以防药物受潮、变质而失效 |
| 用药中 | 1. 硝酸甘油连续用药2～3周可出现耐受性。可采取间歇给药方法 |
| | 2. 病情加重或服用硝酸甘油不缓解者，心绞痛时间超过30分钟时应及时就医 |
| | 3. β受体阻断药适用于稳定型心绞痛者，不稳定型心绞痛者慎用，变异型心绞痛者禁用 |
| | 4. 硝酸甘油可使颅内血管扩张，引起血管搏动性头痛，颅内压升高，颅脑损伤、颅内出血者禁用。外周血管扩张可出现面部潮红、头部胀痛、头昏、心动过速、心悸等不适 |
| | 5. 长期服用阿司匹林和给予有效的降血脂药物治疗，可降低不稳定型心绞痛和心肌梗死发生的概率 |
| 用药后 | 1. 注意用药后疼痛变化情况，定期监测心电图的变化 |
| | 2. 指导患者总结心绞痛发作的诱因及预防发作的方法 |

## （二）非药物治疗指导

### 1.生活起居

环境保持安静，走路、说话要轻，要避免噪声刺激。要注意休息，胸痛发作时立即停止活动，轻者可适当活动，如散步等，重者则绝对卧床休息。注意防寒保暖，预防感冒发生。

### 2.饮食指导

患者应坚持低脂、低盐、低胆固醇饮食，少食多餐，勿饱餐。不吸烟，少饮酒，少喝咖啡或浓茶。忌食辛辣、肥甘厚腻之品。

### 3.心理指导

避免情绪紧张及不良刺激，指导患者掌握自我排解不良情绪的方法。要针对患者的具体情况做好心理护理，使患者心情舒畅、积极配合治疗。尤其是对年老患者，应注意态度和蔼，耐心解释，解除其忧虑和恐惧心理。同时还要做好家属思想工作，共同为患者创造一个温馨和谐、宁静舒畅的环境，以使患者情绪稳定。

### 4.适量运动

患者要劳逸适度，参加适量的体力劳动和运动，可进行散步、打太极拳等缓和运动，避免剧烈活动。运动强度以不出现胸闷气短，不增加心率和血压，不出现新的心律失常为原则。

### 5.紧急救护

患者及家属在病情突然变化时应采取简易的应急措施。心绞痛发作时，立即停止活动，就地休息，舌下含服硝酸甘油。硝酸甘油平时应随身携带，避光密闭保存，每半年更换。频繁发作时应立即去医院就诊，严重发作患者须拨打120急救电话。

## （三）常用制剂和用法

硝酸甘油：片剂——0.3 mg、0.5 mg、0.6 mg。每次0.3～0.6 mg，舌下含化。每5分钟可重复1次，如果15分钟内总量达3片后疼痛持续存在，应立即就医。贴剂，宜夜间贴用，每日1次，贴皮时间不超过8小时。

硝苯地平：片剂——10 mg。口服，每次10～20 mg，每日3次。

维拉帕米：片剂——40 mg。口服，每次40～120 mg，每日3～4次。

地尔硫草：片剂——30 mg。口服，每次30 mg，每日3～4次。按需可增至每日360～480 mg。

普萘洛尔：片剂——10 mg。口服，每次10 mg，每日3次。逐渐增加剂量至每日100～200 mg。

# 第三节　调血脂药

## 一、高脂血症

### （一）概述

高脂血症是指血浆中的脂质浓度超过正常范围。由于血浆中脂质大部分与血浆中蛋白质结合，因此本病又称为高脂蛋白血症。血脂包括类脂质及脂肪。类脂质主要是磷脂、糖脂、固醇及类固醇；脂肪主要是甘油三酯。血浆中的胆固醇除来自食物外，人体的肝及大肠也能合成。从食物中摄入胆固醇过多或肝内合成过多，胆固醇排泄过少，胆管阻塞，都会造成高胆固醇血症。食物中的脂肪经小肠吸收后，被消化为游离脂肪酸及甘油单酯，进入肠腔，经肠黏膜细胞再合成甘油三酯，并形成乳糜微粒（CM），经胸导管进入血液循环。同样，甘油三酯也可在肝内利用碳水化合物——糖类为原料而合成，可见多食糖类亦可使甘油三酯升高。

血浆中的脂蛋白是脂质与蛋白质结合的复合体，按密度不同，可分为乳糜微粒、极低密度脂蛋白、低密度脂蛋白及高密度脂蛋白4种。其中，高密度脂蛋白是高脂血症的克星，高密度脂蛋白越高，血脂利用率越高。

高脂血症目前根据电泳可分成Ⅰ、Ⅱa、Ⅱb、Ⅲ、Ⅳ、Ⅴ共6型，各型的原因、临床表现及治疗原则也不一致（表3-4）。

表3-4　高脂血症WHO分型法

| 分型 | 脂蛋白变化 | 血脂变化 | |
| --- | --- | --- | --- |
| | | 甘油三酯 | 胆固醇 |
| Ⅰ | CM↑ | ↑↑↑ | ↑ |
| Ⅱa | LDL↑ | | ↑↑ |

| 分型 | 脂蛋白变化 | 血脂变化 | |
|---|---|---|---|
| | | 甘油三酯 | 胆固醇 |
| Ⅱb | LDL↑、VLDL↑ | ↑↑ | ↑↑ |
| Ⅲ | IDL↑ | ↑↑ | ↑↑ |
| Ⅳ | VLDL↑ | ↑↑ | |
| Ⅴ | VLDL↑、CM↑ | ↑↑↑ | ↑ |

高脂血症是动脉粥样硬化的主要原因，动脉粥样硬化可引起心、脑、血管疾病；高脂血症还可引起胆石症、胰腺炎等。防治血脂异常对提高生活质量、延长寿命具有重要意义。

（二）诊断要点

早期的血脂紊乱可在相当长的时间内无症状，许多人是在查体、体检时发现已经有血脂紊乱。主要的诊断标准是血胆固醇、甘油三酯及低密度脂蛋白水平升高，高密度脂蛋白水平降低。

一般成年人的空腹血清中，总胆固醇＜5.18 mmol/L，甘油三酯＜1.70 mmol/L，低密度脂蛋白＜3.37 mmol/L 为正常指数。

血脂异常的4种结果如下。

高胆固醇血症：血清总胆固醇含量增高，即总胆固醇＞5.18 mmol/L，而甘油三酯含量正常，即甘油三酯＜1.70 mmol/L。

高甘油三酯血症：血清中甘油三酯含量增高，即甘油三酯＞1.70 mmol/L，而总胆固醇含量正常，即总胆固醇＜5.18 mmol/L。

混合型高脂血症：血清中总胆固醇和甘油三酯含量均增高，即总胆固醇＞5.18 mmol/L，甘油三酯＞1.70 mmol/L。

低高密度脂蛋白胆固醇血症：血清高密度脂蛋白胆固醇（HDL-C）含量降低，即高密度脂蛋白胆固醇＜1.04 mmol/L。

二、常用调血脂药

对于血浆脂质代谢紊乱，首先要调节饮食，食用低热卡、低脂肪、低胆固醇类食品，加强体育锻炼及克服吸烟等不良习惯。如血脂仍不正常，再用药物治疗。凡能使LDL、VLDL、TC、TG、apoB降低，或使HDL、apoA升高的药物，都有抗动脉粥样硬化作用。

## （一）胆汁酸螯合剂

考来烯胺（消胆胺）和考来替泊（降胆宁）都为碱性阴离子交换树脂，不溶于水，不易被消化酶破坏。

### 1.药理作用

该药能明显降低血浆TC和LDL-C（低密度脂蛋白胆固醇）浓度，轻度增高HDL浓度。本类药物口服不被消化道吸收，在肠道与胆汁酸形成络合物随粪便排出，故能阻断胆汁酸的重吸收。由于肝中胆汁酸减少，胆固醇向胆汁酸转化的限速酶更多地处于激活状态，肝中胆固醇向胆汁酸转化加强。胆汁酸也是肠道吸收胆固醇所必需的，树脂与胆汁酸络合，也影响胆固醇吸收。以上作用使肝中胆固醇水平下降，肝脏产生代偿性改变：一是肝细胞表面LDL受体数量增加，促进血浆中LDL向肝中转移，导致血浆LDL-C和TC浓度下降；二是可使β-羟基-β-甲戊二酸单酰辅酶A（HMG-CoA）还原酶（肝脏合成胆固醇限速酶）活性增加，使肝脏胆固醇合成增多。因此，本类药物与HMG-CoA还原酶抑制剂合用，降脂作用增强。

### 2.临床应用

该药用于治疗Ⅱa型高脂血症，4～7天生效，2周内达最大效应，使血浆LDL、胆固醇浓度明显降低。对纯合子家族性高脂血症，因患者肝细胞表面缺乏LDL受体功能，本类药物无效。对Ⅱb型高脂血症者，应与降TG和VLDL的药物配合使用。

### 3.不良反应

由于应用剂量大，可出现胃肠道不良反应，常致恶心、腹胀、便秘等。长期应用可引起脂溶性维生素缺乏。考来烯胺因以氯化物形式应用，可引起高氯性酸血症。也可妨碍噻嗪类、香豆素类、洋地黄类药物吸收，它们应在本类药物用前1小时或用后4小时服用。

## （二）烟酸类药物

烟酸类药物是一种维生素，是许多重要代谢过程的必需物质，用量较大时有调血脂作用。

1.体内过程

口服后吸收迅速，生物利用度为95%，$T_{1/2}$为45分钟。血浆蛋白结合率低，迅速被肝、肾和脂肪组织摄取，代谢物及原形经肾排出。

2.药理作用

该药为广谱调血脂药，大剂量烟酸能使VLDL和TG浓度下降，1～4天生效，血浆TG浓度可下降20%～50%，作用程度与原VLDL水平有关。5～7天后，LDL-C也下降。与考来烯胺合用，降LDL-C作用加强。降脂作用可能与抑制脂肪组织中脂肪分解、抑制肝脏TG酯化等因素有关。本品能使细胞cAMP浓度升高，有抑制血小板聚集和扩张血管的作用，也可使HDL-C浓度增高。

3.临床应用

该药用于治疗各型高脂血症，对Ⅱ型和Ⅳ型作用最好，也可用于治疗心肌梗死。

4.不良反应

该药有皮肤潮红、瘙痒等不良反应，由前列腺素引起的皮肤血管扩张所致，服药前30分钟服用阿司匹林可以减轻。胃肠刺激症状如恶心、呕吐、腹泻也较常见。大剂量服用可引起血糖升高、尿酸增加、肝功异常。

## （三）苯氧酸类药物（贝特类药物）

氯贝特（氯贝丁酯、安妥明）是最早应用的苯氧酸衍化物，降脂作用明显，但不良反应多而严重。新的苯氧酸类药物药效强、毒性低，有吉非贝齐、苯扎贝特、非诺贝特等。

1.体内过程

口服吸收迅速而完全，数小时即达到血药浓度高峰，与血浆蛋白结合率可达到96%，不易分布到外周组织，主要以葡糖醛酸结合物形式从肾脏排出。

2.药理作用

该药能明显降低患者的血浆TG、VLDL-C和LDL-C，而使HDL-C升高。对LDL-C的作用与患者血浆中的TG水平有关。对单纯高甘油三酯血症患者的LDL-C无影响，但可使单纯高胆固醇血症患者的LDL-C下降15%。此外，本类药物也有抗血小板聚集、抗凝血和降低血浆黏度、增加纤溶酶活性等作用。降低血浆TG、VLDL-C、IDL-C作用与增加脂蛋白脂酶活性、促进TG代谢有关，也与减少VLDL-C在肝脏中合成与分泌有关。升高HDL-C作用是降低VLDL-C的结果。正常时，VLDL-C中的甘油三酯与HDL-C中的胆固醇酯有相互交换的作用。VLDL-C减少，使交换减弱，胆固醇酯留于HDL-C中，使HDL升高。

3.临床应用

本类药物以降TG、VLDL及IDL为主，所以临床应用于Ⅱb、Ⅲ、Ⅳ型高脂血症的治疗。尤其对家族性Ⅲ型高脂血症效果更好，也可用于消退黄色瘤。对HDL-C下降的轻度高胆固醇血症也有较好疗效。

3.不良反应

苯氧酸类药物不良反应较轻。有轻度腹痛、腹泻、恶心等胃肠道反应。偶有皮疹、脱发、视物模糊、血象异常等。

## （四）β-羟基-β-甲戊二酸单酰辅酶A还原酶抑制剂

HMG-CoA还原酶抑制剂，简称他汀类药物，现在临床上常用的有辛伐他汀、洛伐他汀、普伐他汀、氟伐他汀、阿托伐他汀、瑞舒伐他汀等。

1.体内过程

洛伐他汀和辛伐他汀口服后在肝脏将内酯环打开才转化成活性物质。用药后1.3～2.4小时血药浓度达到高峰。原药和代谢活性物质与血浆蛋白的结合率为95%左右。大部分药物分布于肝脏，随胆汁排出，少部分由肾排出。

2.药理作用

该药能明显降低血浆TC和LDL-C，患者每天服用本类药物10～40 mg，血浆TC与LDL-C可下降20%～40%。如与胆汁酸结合树脂合用作用更强，也使VLDL-C明显下降，对TG作用较弱，可使HDL-C上升。能抑制肝脏合成胆固醇的限速酶HMG-CoA还原酶活性，从而阻断HMG-CoA向甲基二羟戊酸转化，使肝内胆固醇合成减少。由于肝内胆固醇含量下降，可解除对LDL受体基因的抑制，使LDL受体合成增加，从而使血浆中的LDL、LDL大量被摄入肝脏，使血浆LDL-C、IDL-C降低。由于肝脏胆固醇减少，VLDL-C合成减少。

3.临床应用

该药对原发性高胆固醇血症、杂合子家族性高胆固醇血症、Ⅲ型高脂血症，以及糖尿病性、肾性高脂血症均为首选药物。多数他汀类药物对纯合子家族性高胆固醇血症无效，而阿托伐他汀有效。

### 4.不良反应

本类药物不良反应轻。约10%的患者有轻度胃肠症状、头痛或皮疹。少数患者有血清转氨酶、碱性磷酸酶升高。个别患者发生肌痛、无力、肌酸磷酸激酶升高、横纹肌溶解症。

## （五）多烯脂肪酸

该药包括亚油酸、γ-亚麻油酸，主要含于玉米油、葵花籽油、亚麻籽油等植物油中，降脂作用较弱，临床应用疗效不确切。海生动物油脂中所含的多价不饱和脂肪酸，长期服用能预防动脉粥样硬化的形成，并使斑块消退。主要药理作用为降低血浆中的甘油三酯，可轻度升高HDL-C，抑制血小板聚集，降低血液黏滞度。

该药常做成胶丸或与其他调血脂药和抗氧化药制成多种复方制剂应用。

## 三、调血脂药的用药指导

### （一）用药指导程序

调血脂药的用药指导程序见表3-5。

表3-5　调血脂药的用药指导程序

| 用药步骤 | 用药指导要点 |
| --- | --- |
| 用药前 | 1.熟悉常用抗高脂血症药的适应证和禁忌证，了解各种剂型和用法 |
| | 2.告知患者高脂血症的防治知识及用药注意事项 |
| 用药中 | 1.他汀类药物为胆固醇合成酶抑制剂，可抑制胆固醇在体内生成，所以晚餐或睡觉前服用疗效更好 |
| | 2.在用药期间应定期随访，定期复查血脂、肝功能、肌酶和血尿酸等，以便医生调整药物或换药、停药 |
| | 3.单用一种调血脂药物治疗，往往治疗效果不太理想，应采用联合用药以提高疗效，但应注意联合用药的安全性，尽量避免不良反应的发生。其中，他汀类药物＋贝特类药物，如吉非贝齐与辛伐他汀合用时，肌病（骨骼肌毒性和横纹肌溶解症）的发生率可比单用一种药时增高10～20倍 |
| | 4.他汀类药物与免疫抑制剂、红霉素类抗生素、抗真菌类药物合用可发生药物相互作用，使他汀类药物血药浓度增高，增加肌病发生的危险 |
| | 5.贝特类药物如吉非贝齐＋华法林（抗凝血药）合用，可增加华法林抗凝血作用和毒性 |

| 用药步骤 | 用药指导要点 |
|---|---|
| 用药后 | 1.密切观察用药后的疗效和不良反应 |
| | 2.指导患者遵医嘱用药，以提高药物治疗效果 |

## （二）非药物治疗指导

高脂血症与饮食和生活方式密切相关，无论是否在进行药物治疗都要注意坚持控制饮食和改善生活方式。

控制能量摄入：对于高脂血症患者热能供给不宜过高，控制或减轻体重。

减少饱和脂肪酸和胆固醇的摄入：减少动物脂肪的摄入，多吃蔬菜、水果和谷物。

戒烟：烟能降低"好的胆固醇"，使血清甘油三酯水平升高，也是冠状动脉粥样硬化的主要危险因素，因此戒烟越早越有益。

限制钠盐的摄入：饮食应以清淡为宜，少吃咸食。吃盐过多，会使血管硬化和血压升高。每天吃盐在6 g以下为宜。

禁止饮酒：酒精含有高热能，1 g酒精可以产生7 kcal的热量，是导致肥胖的重要饮食因素；饮酒时大量食物摄入，使更多的热量与脂肪进入体内。

积极治疗原发病：高血压、高血糖、脂肪肝、病毒性肝炎、肝硬化、甲状腺功能减退、肾病综合征、急慢性肾衰竭及急性胰腺炎都会引起血脂升高。

## （三）常用制剂和用法

洛伐他汀：片剂——10 mg、20 mg。口服，开始时10 mg，晚餐时顿服。4周后根据血脂变化调整剂量。

辛伐他汀：片剂——5 mg、10 mg。口服，每次10 mg，每日1次。

普伐他汀：片剂——10 mg、20 mg。口服，每日5～10 mg，分2次服用。

阿伐他汀：片剂——10 mg、20 mg。口服，初始剂量为每日10 mg。必要时4周后可增加剂量，最多可达每日80 mg。

考来烯胺：粉剂，每次4～5 g，每日3次。饭前或饭时加于饮料中混合服。

考来替泊：粉剂，每次4～5 g，每日3次。饭前或饭时加于饮料中混合服。

吉非贝齐：片剂——600 mg。口服，每次600 mg，每日2次。

非诺贝特：片剂——100 mg。口服，每次100 mg，每日3次。

烟酸：片剂——0.1 g、0.5 g。口服，由小剂量开始（每次0.1 g，每日3次），逐渐增加剂量。饭后服用。

# 第四节　作用于呼吸系统药物

呼吸系统疾病的主要症状为咳、痰、喘，三者可同时出现也可单独出现。因此，治疗呼吸系统疾病应在以抗感染、抗炎、抗过敏为主的对因治疗的基础上，增加平喘药、镇咳药和祛痰药等对症治疗的药物，从而缓解症状，防止病情进展。

## 一、镇咳药与祛痰药

### （一）镇咳药

咳嗽是一种保护性反射动作，具有促进呼吸道的痰液和异物排出，保持呼吸道清洁与通畅的作用。一般而言，轻微的咳嗽无须使用镇咳药，剧烈而频繁的无痰干咳不但影响休息，而且易引起并发症，应采用镇咳药物进行治疗。若咳嗽伴有咳痰困难，则应使用祛痰药，镇咳药要慎用，否则积痰排不出，易继发感染，并且阻塞呼吸道，引起窒息。

目前常用的镇咳药，根据其作用机制分为两类。

第一类为中枢性镇咳药，直接抑制延髓咳嗽中枢而发挥镇咳作用。

第二类为外周性镇咳药，通过抑制咳嗽反射弧中的感受器、传入神经、传出神经或效应器中任何一环节而发挥镇咳作用。有些药物兼有中枢性和外周性两种作用。

1.中枢性镇咳药

（1）可待因（codeine，甲基吗啡）：可待因为阿片生物碱之一，常用其盐酸盐，可直接抑制延髓咳嗽中枢而产生强大的镇咳作用。口服后约20分钟起效，肌内注射后0.25～1小时达峰值血药浓度。血浆蛋白结合率约为20%，$T_{1/2}$为3～4

小时。在体内经肝脏代谢，主要经尿排出，其中10%为原形药物。

①药理作用和临床应用：a.镇咳作用，适用于各种原因引起的剧烈干咳，尤其是胸膜炎或大叶性肺炎早期伴有胸痛的干咳；b.镇痛作用，适用于中等程度的疼痛，其镇痛作用仅为吗啡的1/10，但成瘾性和依赖性较轻。

②不良反应：a.一般剂量应用耐受良好，偶有恶心、呕吐、便秘、眩晕等；b.大剂量应用明显抑制呼吸中枢，并可发生烦躁不安等中枢兴奋症状，小儿用量过大可致惊厥；c.本药能抑制支气管腺体分泌和纤毛运动，可使痰液黏稠度增高，对黏痰且量多的病例易造成呼吸道阻塞及继发感染，不宜应用。

（2）右美沙芬（美沙芬）：右美沙芬为人工合成的吗啡衍生物，是目前临床上应用最广泛的镇咳药物。口服后15～30分钟起效，作用维持3～6小时。该药有多种剂型上市，如氢溴酸右美沙芬口服液、胶囊、颗粒、糖浆、溶液和片剂及盐酸右美沙芬片等。

①药理作用和临床应用：镇咳作用与可待因相似或略强，起效快。临床主要用于治疗干咳，适用于治疗上呼吸道感染、急慢性支气管炎、支气管哮喘及肺结核所致的咳嗽。亦可用于治疗吸入刺激物引起的刺激性干咳。常与抗组胺药合用。不具镇痛或催眠作用，治疗量对呼吸中枢无抑制作用，亦无依赖性和耐受性。

②不良反应：a.一般不良反应有头晕、嗜睡、口干、便秘、恶心、呕吐等；b.孕妇及痰多患者慎用，禁与单胺氧化酶抑制剂合用。

（3）喷托维林（咳必清）：喷托维林为人工合成的非成瘾性镇咳药，兼有中枢性和外周性双重镇咳作用。中枢性镇咳作用表现为选择性抑制延髓咳嗽中枢，同时尚有轻度阿托品样作用和局部麻醉作用。可轻度抑制支气管内感受器及传入神经末梢，使痉挛的支气管平滑肌松弛，减轻呼吸道阻力，因此兼具外周性镇咳作用。临床主要用于治疗上呼吸道炎症引起的干咳、阵咳，对于小儿百日咳效果尤好。偶有轻度头痛、头晕、口干、恶心、腹胀和便秘等不良反应，故青光眼、前列腺肥大者及心功能不全伴咳嗽者慎用。

2.外周性镇咳药——苯佐那酯

苯佐那酯（退咳）为丁卡因的衍生物，口服10～20分钟显效，作用维持3～4小时。作用机制在于本药具有较强的局部麻醉作用，可抑制肺牵张感受器和感觉神经末梢，从而减少咳嗽冲动的传导而止咳，临床上治疗刺激性干咳、阵咳效果较好，也可用于支气管镜的检查或支气管造影前预防检查时出现咳嗽。本品不良反应较少，常见的有嗜睡、头晕等，偶见过敏性皮炎，服药时不可嚼碎药片，以免引起口腔麻木。

## （二）祛痰药

祛痰药是一类能使痰液变稀，黏滞度降低，或能加速呼吸道黏膜纤毛运动，使痰液易于咳出的药物。根据作用机制的不同，祛痰药可分为痰液稀释药、黏痰溶解药两类。

1.痰液稀释药

（1）氯化铵：氯化铵口服后刺激胃黏膜引起轻度恶心，反射性地引起呼吸道腺体分泌增加，使痰液变稀；此外，有部分药物经呼吸道黏膜排出时，因高渗作用带出水分，稀释痰液从而易于咳出。

①药理作用和临床应用：a.祛痰作用。目前本品已很少单独应用，常与其他药物配伍制成复方制剂，临床上用于急慢性呼吸道炎症黏痰而不易咳出的患者。b.酸化血液和体液作用。促进碱性药物的排泄和纠正代谢性碱中毒，并有一定的利尿作用。

②不良反应：a.恶心、呕吐、上腹部不适，片剂稀释溶解后再服，可减少胃肠道刺激症状；b.严重肝功能减退、溃疡病、代谢性酸中毒者禁用。

2.黏痰溶解药

（1）乙酰半胱氨酸（痰易净）：乙酰半胱氨酸为半胱氨酸的乙酰化物，能裂解酸性糖蛋白多肽链中二硫键，降低痰的黏性，使脓痰中的DNA纤维断裂。因本品有特殊的蒜臭味，可引起恶心、呕吐，且对呼吸道有刺激作用，易引起呛咳，直至支气管痉挛，故临床上常与异丙肾上腺素交替应用，可减少不良反应的发生，并提高疗效。

①药理作用和临床应用：采用气管滴入或雾化吸入的方式给药，使药液与痰液接触才能生效，故限制了其应用。临床上适用于大量黏痰阻塞引起的呼吸困难等紧急情况。

②不良反应：对呼吸道有刺激性，可引起呛咳或支气管痉挛。

（2）羧甲司坦：本药起效快，服药后4小时有显著疗效。主要作用是调节支气管腺体分泌，增加低黏度的唾液黏蛋白的分泌，同时能裂解痰液中的二硫键，降低痰液的黏滞性，有利于痰液的排出。临床上常与抗生素合用，用于呼吸系统疾病所致的痰液黏稠及术后咳痰困难者。不良反应相对较少，常见的有轻度头晕、恶心、胃部不适、腹泻、皮疹等。

## 二、平喘药

哮喘是一种以呼吸道炎症和呼吸道高反应性为特征的疾病。凡能够缓解喘息症状的药物统称为平喘药，临床常用的平喘药按作用方式可分为支气管扩张药、抗炎平喘药和抗过敏平喘药等。

### （一）支气管扩张药

1.$\beta_2$肾上腺素受体激动药

（1）沙丁胺醇（舒喘灵）：口服15～30分钟起效，作用维持4～6小时；气雾吸入5～15分钟起效，作用维持2～4小时。

①药理作用和临床应用：用于治疗支气管哮喘、哮喘型支气管炎和肺气肿患者的支气管痉挛。预防多口服给药，控制急性发作多气雾吸入或静脉给药。近年来有缓释剂型和控释剂型，可延长作用时间，适用于预防哮喘夜间突然发作。

②不良反应：a.一般剂量应用可出现手指震颤、恶心、头晕等；b.大剂量应用可出现心动过速和血压波动，长时间用药也可形成耐受性。

（2）特布他林：缓解哮喘机制与沙丁胺醇相似。可使用口服、气雾吸入、静脉滴注等多种给药方法，其中气雾吸入给药疗效最好。本品皮下注射较肾上腺素皮下注射不良反应少见，患者易耐受。

2.茶碱类药物

（1）氨茶碱：氨茶碱口服易吸收，吸收后生物利用度达96%，60%与血浆蛋白结合，主要经肝脏代谢，其体内的消除速率个体差异较大，老年人及肝硬化者的血浆半衰期显著延长。

①药理作用和临床应用：a.平喘作用。可松弛支气管平滑肌，尤其对痉挛状态的平滑肌效果较好，但起效较慢，一般情况下不宜采用。临床上主要用于慢性哮喘的维持治疗，以防止急性发作。一般可口服，严重病例或哮喘持续状态可稀释后缓慢静脉滴注。b.兴奋心脏。可增强心肌收缩力和心排出量，对急性心功能不全和心源性哮喘有效。c.利尿作用。可增加肾小球滤过率，同时抑制肾小管对钠的重吸收，产生利尿作用，可用于心性水肿的辅助治疗。d.其他。松弛胆管平

滑肌，解除胆管痉挛，主要用于治疗胆绞痛。

②不良反应：a.局部刺激症状强，口服可引起恶心、呕吐，宜餐后服用，肌内注射可致局部肿痛，现已少用。b.中枢兴奋性。少数患者使用治疗量可出现烦躁、不安、失眠等反应，静脉注射过快或过速可出现头痛、头晕，甚至惊厥。c.急性中毒。静脉过速或剂量过大，可引起心悸或血压骤降，严重时致心律失常。老年人及心、肝、肾功能不全者用药酌减。

（2）胆茶碱：胆茶碱为茶碱和胆碱的复盐，平喘作用与氨茶碱相似。水溶性比氨茶碱大5倍，口服吸收快，维持时间较长。刺激性较小，胃肠道、心脏和中枢神经系统不良反应较轻，患者易耐受。

（3）二羟丙茶碱（喘定）：二轻丙茶碱为茶碱和甘油的缩合物，平喘作用与氨茶碱相似，对胃肠刺激性小，肌内注射疼痛反应轻，对心脏作用弱。主要用于伴有心动过速或不能耐受氨茶碱的哮喘患者。

3.M受体阻断药

异丙托溴铵：异丙托溴铵为阿托品的衍生物，能选择性阻断支气管平滑肌上的$M_1$受体而松弛支气管平滑肌，口服难吸收，气雾吸入5分钟起效，全身不良反应少。临床用于防治喘息性慢性支气管炎和支气管哮喘，尤其适合年龄较大、合并心血管疾病的患者，与$\beta_2$受体激动剂联合吸入可提高疗效。大剂量应用可有口干、咳嗽、喉部不适等不良反应。青光眼、前列腺肥大患者禁用。

（二）抗炎平喘药

1.糖皮质激素——倍氯米松

倍氯米松为地塞米松的衍生物，局部抗炎作用强大，是泼尼松作用强度的75倍。气雾吸入后，直接作用于呼吸道，发挥抗炎平喘作用，吸收作用很小，几乎无全身不良反应，长期应用对肾上腺皮质功能抑制作用轻。因倍氯米松起效较慢，开始吸入的前两周应同时口服糖皮质激素，待呼吸道炎症控制后，再逐渐减少口服药物的用量。哮喘持续状态时，本药不易到达小气道，疗效不佳。长期吸入，少数患者可发生声音嘶哑和口腔、咽部白念珠菌感染。喷药后及时漱口，可减少药物在咽部的残留，明显降低不良反应的发生率。妊娠早期及婴儿慎用。目前常用的吸入型糖皮质激素还有布地奈德、曲安奈德、氟替卡松、莫米松等。

### 2.白三烯调节药

半胱氨酸白三烯（Cys-LTs）是一种重要的炎性介质，由花生四烯酸经5-脂氧合酶途径代谢产生。现有的白三烯调节药包括白三烯受体阻断药和5-脂氧合酶抑制剂两类，与糖皮质激素合用后，可增强抗炎作用，减少后者的用药量。主要药物有扎鲁司特、孟鲁司特等选择性Cys-LTs受体阻断药，以及齐留通等5-脂氧合酶抑制剂。

### （三）抗过敏平喘药

#### 1.色甘酸钠

色甘酸钠（咽泰）口服不易吸收，干粉喷雾吸入时生物利用度为10%，$T_{1/2}$为1～1.5小时，经胆汁和肾脏排出。

（1）药理作用和临床应用：色甘酸钠可稳定肥大细胞膜，防止膜裂解和脱颗粒，减少过敏介质的释放，同时能降低支气管哮喘患者对非特异刺激的敏感性，但起效慢，用药数日或数周后才起效。主要用于预防各型哮喘发作，对过敏性哮喘效果好，对已发作的哮喘无效。也可用于过敏性鼻炎、春季卡他性角膜炎及胃肠过敏性疾病的预防。

（2）不良反应：少见，少数患者吸入后因粉末的刺激而引起呛咳、咽喉刺痛，甚至引起支气管痉挛，同时吸入β₂受体激动药可避免。

#### 2.酮替芬

酮替芬与色甘酸钠作用相似，但口服有效。除具有稳定肥大的细胞膜、阻止其脱颗粒的作用外，还有强大的阻断$H_1$受体、抗5-HT及抑制磷酸二酯酶等作用，并能预防和逆转β₂受体向下调节，加强β₂受体激动药的平喘作用。对各种原因引起的哮喘均有预防作用，尤其对过敏性哮喘效果好，对已发作的哮喘无效。也可以与茶碱类药物、β₂受体激动药合用防治轻、中度哮喘。此外，对过敏性鼻炎、慢性荨麻疹及食物过敏等有一定疗效。不良反应有头晕、疲倦、嗜睡、口干等，孕妇慎用。

## 三、作用于呼吸系统药物的用药指导

### （一）用药指导程序

作用于呼吸系统药物的用药指导程序见表3-6。

表3-6 作用于呼吸系统药物的用药指导程序

| 用药步骤 | 用药指导要点 |
|---|---|
| 用药前 | 熟悉常用作用于呼吸系统药物的适应证和禁忌证，了解各种剂型和用法 |
| 用药中 | 1.老年患者，尤其是COPD患者，或合并充血性心力衰竭、肝硬化、胆汁淤积者，茶碱清除率降低，与普通成人相比应用同样剂量的氨茶碱后血药浓度偏高，容易出现毒性反应，故应适当减量并注意监测血药浓度<br>2.为防不测，老年人静脉应用氨茶碱时最好采用静脉滴注的方法，而不推荐静脉推注给药，即使需要静脉推注用药，一次推注时间不得少于15分钟（以20～40 mL葡萄糖液稀释）<br>3.定期检查血象、血压、心功能、肝功能和肾功能 |
| 用药后 | 密切观察用药后的疗效和不良反应 |

## （二）常用制剂和用法

磷酸可待因：片剂——15 mg、30 mg。每次15～30 mg，每日3次。

枸橼酸喷托维林：片剂或滴丸——25 mg。每次25 mg，每日3～4次。

氢溴酸右美沙芬：片剂——15 mg。每次15～30 mg，每日3～4次。

苯佐那酯：糖衣丸剂、片剂——25 mg、50 mg。每次50～100 mg，每日3次。

氯化铵：片剂——0.3 g。每次0.3～0.6 g，每日3次，常配成合剂服用。

乙酰半胱氨酸：粉剂——0.5 g、1.0 g。雾化吸入，每日2～3次。

盐酸溴己新：片剂——8 mg。每次8～16 mg，每日3次。

硫酸沙丁胺醇：片剂或胶囊剂——2 mg。每次2～4 mg，每日3～4次。气雾剂——0.1%。每次吸入1～2喷，每4小时1次。

硫酸特布他林：片剂——2.5 mg、5 mg。每次2.5～5.0 mg，每日3次。

氨茶碱：片剂——25 mg、50 mg、100 mg。每次100～200 mg。

色甘酸钠：粉雾剂或片剂——20 mg。每次20 mg，每日4次。

# 第五节 作用于消化系统药物

作用于消化系统药物主要通过调节胃肠功能和影响消化液的分泌而发挥作用，包括抗消化性溃疡药、助消化药、止吐药、泻药和利胆药等。

## 一、消化性溃疡

### （一）概述

消化性溃疡简称溃疡病，主要是指发生在胃、十二指肠的慢性溃疡，也可发生于食管下段、胃-空肠吻合口附近及Meckel憩室。90%～95%的消化性溃疡发生在胃或十二指肠，故又分别称为胃溃疡（GU）或十二指肠溃疡（DU）。

### （二）病因和发病机制

传统学说认为，消化性溃疡是由胃酸和胃蛋白酶对胃、十二指肠的腐蚀作用与胃肠黏膜防御系统之间的不平衡造成的。但目前更多的研究结论认为，胃窦部幽门螺杆菌的感染为导致消化性溃疡的更重要病因。除此之外，导致消化性溃疡的外部因素有以下几种。

1.遗传因素

在部分消化性溃疡患者（特别是20岁以前起病的十二指肠溃疡患者）的发病中，发现遗传因素有重要意义。

2.地理区域和环境因素

如气候及当地的特殊饮食习惯等。

3.饮食因素

饮食不当、过冷过热、暴饮暴食等不规律饮食。

4.药物及化学品刺激

部分药物（非甾体抗炎药、抗血小板药等）可破坏胃黏膜屏障，使胃酸氢离子由胃腔进入黏膜层，并引起组胺的释放，进一步加重胃黏膜损伤。

5.应激与心理因素

精神刺激、恐吓、工作压力、生活节奏紧张，常引起本病发生或加重。

6.吸烟

吸烟影响溃疡愈合和促进溃疡复发的机制尚未阐明，可能与促进胃酸分泌、减少十二指肠碳酸氢盐分泌、影响胃十二指肠协调运动、增加黏膜损害性自由基等因素有关。

## （三）临床表现

慢性、周期性、节律性中上腹部疼痛。胃溃疡常在剑突下或偏左，进餐后1～2小时发作，持续1～2小时，胃排空后缓解；十二指肠溃疡多在剑突下偏右，多于空腹时发生，进食后缓解。发作与季节有关。疼痛性质可呈钝痛、灼痛或饥饿样痛。特殊类型溃疡如幽门管、球后、胃底贲门区溃疡，以及巨大溃疡、多发性溃疡、复合性溃疡或有并发症时，腹痛可不典型，可有剧烈腹痛或夜间痛。

常伴有返酸、嗳气、流涎、恶心、呕吐等。

全身症状：患者可有失眠等神经症的表现，疼痛较剧而影响进食者可有消瘦及贫血。

缓解期一般无明显体征。活动期胃溃疡压痛点常在中上腹或偏左；十二指肠溃疡者压痛点常偏右；后壁穿透性溃疡压痛点在背部第11、12胸椎两旁。

## （四）诊断要点

初步诊断：根据本病慢性病程，典型的周期性、节律性上腹部疼痛的临床特点。

确诊：胃镜或者X线钡餐。

鉴别诊断：与慢性胆囊炎、胆石症、胃泌素瘤相鉴别，B超检查和胃泌素测定可辅助诊断。

## 二、抗消化性溃疡药

常用的抗消化性溃疡药主要作用是减小胃酸浓度，提高胃内容物的pH。按照药物的来源和作用机制，常用的药物可分为以下4类。

## （一）抗酸药

抗酸药为弱碱性物质，口服后在胃内直接中和胃酸，减少胃酸对溃疡面的刺激，起到减轻疼痛和促进溃疡面愈合的作用。此外，有些抗酸药如氢氧化铝、三硅酸镁等还能形成胶状保护膜，覆盖于溃疡面和胃黏膜，起到保护和收敛作用。

抗酸药的作用与胃内充盈度有关。当胃内食物充盈时，抗酸药不能充分发挥作用，而当胃内容物将近排空或完全排空后，抗酸药才能充分发挥抗酸作用，故抗酸药应在餐后1小时和晚上临睡前服用，可达到较好的抗酸疗效。

1.氢氧化铝

（1）药理作用和临床应用：氢氧化铝口服不吸收，抗酸作用较强，起效缓慢，作用持久。与胃液混合后形成凝胶，凝胶本身覆盖于溃疡面起保护作用。

（2）不良反应：氢氧化铝中的铝离子和磷酸盐在肠内形成不溶性的磷酸盐，影响肠道磷的吸收。其中间产物三氯化铝的收敛作用可致便秘。

2.碳酸氢钠

（1）药理作用和临床应用：碳酸氢钠俗称小苏打，作用强，起效快而作用短暂。中和胃酸时产生$CO_2$，可引起嗳气、腹胀，对严重溃疡的患者，甚至可能引起胃穿孔。

（2）不良反应：碳酸氢钠使胃内容物碱化后，刺激幽门处分泌胃泌素而致继发性胃酸分泌增加。过量吸收会引起碱血症。

目前，抗酸药物较少单独应用，大多组成复方制剂，复方制剂可增强抗酸作用，减少不良反应，如胃舒平等。

## （二）抑制胃酸分泌药

本类药物可以通过不同的作用方式抑制胃酸分泌，达到抗溃疡的效果。目前临床上常用的有$H_2$受体拮抗药、抗胆碱药和质子泵抑制剂。

1.$H_2$受体拮抗药

$H_2$受体拮抗药竞争性拮抗胃壁细胞上$H_2$受体，抑制基础胃酸和夜间胃酸的分泌，常见的药物有西咪替丁、雷尼替丁和法莫替丁等。

（1）西咪替丁：

①药理作用和临床应用：西咪替丁为用于临床的第一代$H_2$受体拮抗药，抑

制基础胃酸、夜间胃酸和各种刺激（如组胺、五肽胃泌素、卡巴胆碱）引起的胃酸分泌，主要用于治疗消化性溃疡，此外也可用于反流性食管炎及急性胃炎引起的出血。

②不良反应：a.一般反应表现为头痛、腹泻、便秘、肌肉痛、皮疹、皮肤干燥和脱发；b.中枢神经系统反应可见嗜睡、焦虑、定向力障碍和幻觉；c.内分泌系统反应表现为抗雄激素作用和促催乳素分泌作用，出现男性乳腺发育、女性溢乳等。

（2）雷尼替丁：

①药理作用和临床应用：雷尼替丁为第二代$H_2$受体拮抗药，抑酸作用比西咪替丁强5～10倍，有效血液浓度可维持8～12小时。对胃溃疡和十二指肠溃疡疗效优于西咪替丁，且复发率低。

口服后易吸收，生物利用度为52%，一次服用150 mg后，有效血药浓度为100 ng/mL，维持8～12小时，血药峰值浓度约为400 ng/mL，达峰时间为1～2小时，血浆蛋白结合率约为15%，可经胎盘到达胎儿体内，乳汁内浓度高于血药浓度。脑脊液内药物浓度为血浓度的1/30～1/20。体内部分代谢，原药及代谢物经肾排出，$T_{1/2}$为1.6～3.1小时，肾功能不全时，$T_{1/2}$延长。

②不良反应：常见的不良反应有头痛、头晕、幻觉、躁狂等，静脉注射可致心动过缓，偶见白细胞减少、血小板减少、血清转氨酶升高、男性乳房发育等，停药后恢复。

2.抗胆碱药——哌仑西平

体内过程：哌仑西平口服吸收不完全，生物利用度仅为25%，因食物会影响其吸收，宜餐前服用。本药能够选择性拮抗胃壁细胞的$M_1$胆碱受体，抑制胃酸和胃蛋白酶的分泌。临床上主要用于治疗胃及十二指肠溃疡，也可用于治疗胃泌素瘤、反流性食管炎、急性胃黏膜出血等。但因其对胆碱受体的阻断作用，故大剂量使用可导致头晕、头痛、口干、腹胀等不良反应。

3.质子泵抑制剂（$H^+$-$K^+$-ATP酶抑制药）——奥美拉唑

（1）体内过程：奥美拉唑口服易吸收，但其生物利用度受胃内酸度、食物等因素影响，故宜空腹服用。血浆蛋白结合率达95%，容易蓄积于胃壁细胞中，故作用持久。在肝内代谢，代谢产物由尿液排出，少量经粪便排出。

（2）药理作用和临床应用：①抑制胃酸分泌。奥美拉唑为弱碱性化合物，易进入酸性胃壁细胞，选择性与$H^+$-$K^+$-ATP酶形成酶抑制剂复合物，从而抑制胃酸的分泌。临床上可用于治疗胃泌素瘤及反流性食管炎等。②促进溃疡愈合。抑制胃酸分泌，反射性地使胃泌素分泌增加，增加胃血容量，有利于溃疡愈合，临床上可用于治疗胃及十二指肠溃疡。③抗幽门螺杆菌作用。通过干扰幽门螺杆菌的生存环境，抑制幽门螺杆菌的生长，同时合用抗生素，可明显降低其复发率。

（3）不良反应：①神经系统症状有头痛、头晕、失眠、外周神经炎等；②消化系统症状可见口干、恶心、呕吐、腹胀；③其他不良反应有男性乳腺发育、皮疹、溶血性贫血等。

兰索拉唑其抑制胃酸分泌、升高胃泌素、保护胃黏膜的作用与奥美拉唑相似。口服易吸收，但抑制胃酸作用不稳定，生物利用度约为85%。

泮托拉唑与雷贝拉唑两药的抗溃疡病作用与奥美拉唑相似，但泮托拉唑在pH为3.5~7的条件下较稳定。

## （三）增强胃黏膜屏障作用药物

### 1.米索前列醇

米索前列醇性质稳定，口服吸收良好，吸收后对基础胃酸分泌，组胺、五肽胃泌素等刺激引起的胃酸分泌均有抑制作用。在低于抑制胃酸分泌的剂量时，有促进黏液和碳酸氢盐分泌，增强黏液碳酸氢盐屏障，增强黏膜细胞对损伤因子的抵抗力，促进胃黏膜受损上皮细胞的重建和增殖，增强细胞屏障等作用。临床上主要用于预防和治疗胃及十二指肠溃疡，防治阿司匹林导致的胃出血等。不良反应发生率约为13%，主要表现为恶心、腹部不适、腹痛、腹泻，也有头痛、头晕等。孕妇及前列腺素类药物过敏者禁用。

### 2.硫糖铝（胃肠宁）

硫糖铝在胃内能黏附于胃、十二指肠黏膜表面，增加黏膜表面不动层厚度、黏性和疏水性，与溃疡面的亲和力是正常黏膜的6倍，在溃疡面形成保护屏障。促进胃、十二指肠黏膜合成前列腺素$E_2$，从而增强胃、十二指肠黏膜的细胞屏障和黏液碳酸氢盐屏障。增强表皮生长因子、碱性成纤维细胞生长因子的作用，使之聚集于溃疡区，促进溃疡愈合。

### 3.枸橼酸铋钾

枸橼酸铋钾中和胃酸作用弱，能抑制胃蛋白酶活性。在胃及十二指肠内覆盖于溃疡面起保护作用。促进黏膜合成前列腺素，增加黏液和碳酸氢盐分泌，增强胃黏膜的屏障能力。

### （四）抗幽门螺杆菌药

常用的抗HP药分为两类。第一类为抗溃疡病药，如含铋制剂、$H^+$-$K^+$-ATP酶抑制药、硫糖铝等，抗HP作用较弱，单用疗效较差。第二类为抗菌药，如阿莫西林、庆大霉素、甲硝唑、四环素、克拉霉素等。

## 三、其他消化系统药物

### （一）助消化药和胃肠功能调节药

#### 1.助消化药

消化不良是常见的临床病症，临床表现为食欲缺乏、腹部饱胀感和呕吐酸水等。助消化药多为消化液中成分或能促进消化液分泌的药物，能够帮助机体促进食物的消化和吸收，另外有些药物还能阻止肠道食物的过度发酵。常用的药物有胃蛋白酶、胰酶、乳酶生等。

（1）胃蛋白酶：胃蛋白酶是胃壁细胞分泌的一种消化酶，常提取自动物胃黏膜。因其在pH为2时活性最高，故临床上常与稀盐酸同服，辅助治疗胃酸、消化酶分泌不足引起的消化不良和其他胃肠疾病。遇碱易被破坏失效，故不能与碱性药物配伍。

（2）胰酶：胰酶含胰蛋白酶、胰淀粉酶和胰脂肪酶。口服用于治疗消化不良，尤其是慢性胰腺炎引起的消化障碍。常用制剂为肠衣片，因接触胃酸可失效，故须吞服，不可嚼碎。

（3）乳酶生：乳酶生为活乳酸杆菌的干燥制剂，能分解糖类产生乳酸，提高肠道内酸性，抑制肠内腐败菌繁殖，减少发酵和产气。可用于治疗小儿消化不良、腹泻。不宜与抗菌药或吸附药同时服用，以免降低疗效。

#### 2.胃肠功能调节药

胃肠运动在神经、体液和胃肠神经丛的综合调节下，有高度的节律性和协调性，如果调控失常，就会出现胃肠功能低下或亢进，导致多种消化道症状，临床上常采用对症治疗的方法。

（1）多潘立酮（吗丁啉）：多潘立酮为强效的外周多巴胺受体阻断剂，通过阻断外周多巴胺受体，影响胃肠道动力而使肠道运动协调。本品不易通过血-脑脊液屏障，几乎无锥体外系反应。

①药理作用和临床应用：a.促进胃肠蠕动，加速胃排空，临床上用于治疗偏头痛、放射治疗等多种原因引起的恶心、呕吐等；b.扩张幽门，还能提高食管下段压力，促进食管蠕动，防止胃食管反流，并阻止胆汁反流。

②不良反应：a.促进催乳素释放及胃酸分泌，引起溢乳和男性乳房发育；b.偶有轻度腹部痉挛，注射给药可引起过敏。

（2）甲氧氯普胺（胃复安）。

①药理作用和临床应用：a.阻断延髓催吐化学感受器的多巴胺受体，发挥止吐作用，临床可用于治疗肿瘤化疗、放疗等引起的各种呕吐；b.促进食管和胃的蠕动，加速胃排空作用，可用于治疗慢性功能性消化不良引起的胃肠运动障碍，包括恶心、呕吐等。

②不良反应：a.中枢抑制反应，如嗜睡、倦怠等；b.用药过量可产生锥体外系反应。

（3）西沙比利：西沙比利激动5-HT$_4$受体，对胃和小肠的作用类似甲氧氯普胺，但它也增加结肠运动，能引起腹泻。能选择性促进肠壁肌层神经丛释放乙酰胆碱，引起食管、胃、小肠直至结肠的运动。临床上主要用于治疗胃肠障碍性疾病，包括胃食管反流、慢性功能性和非溃疡性消化不良、便秘等，效果显著。

（二）催吐药和止吐药

1.催吐药

（1）中枢性催吐药：临床应用的仅有阿扑吗啡，它直接刺激延髓催吐化学感受区，进而兴奋呕吐中枢，产生催吐作用。本药作用强，皮下注射起效迅速。用于难以洗胃的服毒者，可迅速排出毒物。严重心脏病、动脉硬化、开放性肺结核、胃及十二指肠溃疡等患者禁用。

（2）反射性催吐药：此药为一类能刺激胃黏膜感受器，反射性地作用于呕吐中枢而催吐的药物。应用较多的有吐根糖浆、中药瓜蒂、硫酸铜、硫酸锌、酒石酸锑钾等。但后三种药可产生溶血及肾毒性，用量过大还可引起休克和死亡。

2.止吐药

呕吐是一种反射活动，皮层、小脑、脑干催吐化学感受区、孤束核均有传入纤维和呕吐中枢相连。止吐药是指作用于不同环节抑制呕吐反应的药物。临床上常用的有以下几种。

东莨菪碱为M受体阻断药，通过降低迷路感受器的敏感性和抑制前庭小脑通路的传导，产生抗晕动病，预防恶心、呕吐的作用。

氯丙嗪具有阻断延髓催吐化学感受区的多巴胺（$D_2$）受体的作用，降低呕吐中枢的神经活动，能有效地减轻化学治疗引起的轻度恶心、呕吐，但不能有效地控制强致吐化疗药物（如顺铂、阿霉素、氮芥等）引起的恶心、呕吐。

昂丹司琼选择性阻断中枢及迷走神经传入纤维$5-HT_3$受体，产生明显的止吐作用。对一些强致吐作用的化疗药（如顺铂、环磷酰胺、阿霉素等）引起的呕吐有迅速强大的抑制作用，但对晕动症及阿扑吗啡引起的呕吐无效。临床用于治疗化疗、放疗引起的恶心、呕吐。不良反应有头痛、疲劳、便秘或腹泻。

（三）泻药和止泻药

1.泻药

泻药为促进粪便排泄的药物，按作用机制可分为3类。

（1）刺激性泻药：刺激性泻药又称为接触性泻药，通过刺激结肠促进肠道蠕动产生作用。

酚酞口服后与碱性肠液形成可溶性钠盐，刺激结肠肠壁蠕动，同时具有抑制肠内水分吸收的作用。服药后6～8小时排出软便，作用温和，适用于慢性便秘。该药口服后有15%经肾排泄，可使碱性尿液呈现红色；部分吸收药物随胆汁排泄，并有肝肠循环现象，一次服药可维持3～4天。高敏患者可发生皮炎等反应。偶致肠绞痛、紫癜及心、肺、肾损害；长期使用可致水、电解质丢失和结肠功能障碍。

比沙可啶与酚酞同属二苯甲烷类刺激性泻药，口服或直肠给药后，转换成有活性的代谢物，在结肠产生较强刺激作用。一般口服6小时内、直肠给药后15～60分钟起效，可排软便。有较强刺激性，可致肠痉挛、直肠炎等。

蒽醌类、大黄、番泻叶和芦荟等中药含有蒽醌苷类物质，它在肠道内分解释出蒽醌，刺激结肠推进性蠕动，4～8小时可排软便或引起腹泻。丹蒽醌是游离的蒽醌，口服6~12小时后出现导泻作用。

（2）渗透性泻药：渗透性泻药口服后在肠道很少吸收，其增加肠容积而促进肠道推进性蠕动，产生泻下作用。

硫酸镁和硫酸钠又称盐类泻药。大量口服后硫酸根离子、镁离子在肠道难吸收，产生肠内容物高渗而抑制肠内水分的吸收，增加容积，扩张肠道，刺激肠道蠕动而排便。此外，硫酸镁还有利胆作用。

该药主要用于外科术前或结肠镜检查前排空肠内容物，辅助排除一些肠道寄生虫或肠内毒物。通常用10~15 g加250 mL温水服用，1~4小时发生较剧烈的腹泻。大约20%镁离子可能被肠道吸收，肾功能障碍患者或中枢抑制的患者可能发生毒性反应。妊娠妇女、月经期妇女、体弱者和老年人慎用。

乳果糖口服不吸收，到结肠后被细菌分解成乳酸，刺激结肠局部渗出增加，引起粪便容积增加，致肠蠕动增快而促进排便。乳酸还可抑制结肠对氨的吸收，所以有降低血氨的作用。

纤维素类药物如植物纤维素、甲基纤维素等，口服后不被肠道吸收，增加肠内容积，保持粪便湿度，产生良好的通便作用。

（3）润滑性泻药：润滑性泻药通过局部润滑并软化粪便发挥作用，如液体石蜡有明显的润滑作用。此外，甘油等也有此作用。

甘油有轻度刺激导泻作用，直肠内给药后起效快，适用于老年体弱和小儿便秘患者。

2.止泻药

地芬诺酯（苯乙哌啶）为人工合成的哌替啶衍生物，对肠道运动的影响类似于阿片类药物，选择性作用于μ阿片受体，较少引起中枢神经系统作用。临床用于治疗急慢性功能性腹泻，减少排便的次数。不良反应轻而少见，可能有恶心、呕吐、头痛、头晕、失眠、腹胀和腹部不适。大剂量（40~60 mg）长期应用可产生依赖性。过量时导致严重中枢抑制甚至昏迷。

鞣酸蛋白含鞣酸50%左右，口服后在肠内分解释放，使肠黏膜表面蛋白质凝固、沉淀，从而减轻刺激，降低炎性渗出物，发挥收敛、止泻作用。临床上用于各种腹泻的治疗。

药用炭又称活性炭，白陶土以及复方的硅碳银均为吸附剂，能吸附肠道内气体、毒物等，具有止泻和阻止毒物吸收的作用。

蒙脱石的主要成分为双八面体蒙脱石，可吸附多种病原体，将其固定在肠腔表面，而后随肠蠕动排出体外，从而避免了肠细胞被病原体损伤，少数患者可出现轻微便秘。

（四）肝胆疾病用药

肝胆疾病用药属于消化系统及代谢系统用药，包括胆疾病治疗药和肝疾病辅助治疗药两类。胆疾病治疗药主要用于胆结石、急慢性胆囊炎等胆管疾病的治疗，以及急慢性肝炎的辅助治疗。由于胆疾病易反复发作，治疗周期偏长，故胆结石、急慢性胆囊炎等多采用手术治疗。

1.多烯磷脂酰胆碱

多烯磷脂酰胆碱在化学结构上与重要的内源性磷脂一致，它们主要进入肝细胞，并以完整的分子形式与肝细胞膜及细胞器膜相结合，且可分泌入胆汁；其可通过直接影响膜结构，使受损的肝功能和酶活力恢复正常，调节肝脏的能量平衡，促进肝组织再生，将中性脂肪和胆固醇转化成容易代谢的形式，稳定胆汁。

2.鹅去氧胆酸

鹅去氧胆酸为天然的二羟胆汁酸。使用治疗剂量时常引起腹泻，可减半量使用，待腹泻减轻后，再加量至原始水平。用药6个月期间，一些患者转氨酶活性升高（可逆性）。

该药禁用于胆管或肠炎性疾病、梗阻性肝胆疾病患者。可能有致畸性等，故妊娠妇女、哺乳者禁用。

3.熊去氧胆酸

熊去氧胆酸作用类似于鹅去氧胆酸，能降低胆汁中的胆固醇含量，降低饱和指数，导致胆固醇从结石表面溶解。同时抑制肠道吸收食物和胆汁中的胆固醇。熊去氧胆酸不良反应较鹅去氧胆酸发生少，且不严重，血清转氨酶和碱性磷酸酶升高现象少见，少于5%患者可发生难忍的腹泻，应用注意类似鹅去氧胆酸。

# 四、作用于消化系统药物的用药指导

（一）用药指导程序

作用于消化系统药物的用药指导程序见表3-7。

表3-7 作用于消化系统药物的用药指导程序

| 用药步骤 | 用药指导要点 |
|---|---|
| 用药前 | 熟悉常用消化系统用药的适应证和禁忌证，了解各种剂型和用法 |
| 用药中 | 1.质子泵抑制剂与华法林、地西泮、苯妥英等药合用，可使上述药物体内代谢减慢 |
| | 2.慢性肝病等肝功能减退者使用抗消化性溃疡药，用量宜酌减 |
| | 3.长期服用者，应定期检查胃黏膜有无肿瘤样增生 |
| | 4.胃黏膜保护剂在酸性环境中起保护胃、十二指肠黏膜作用，故不宜与碱性药合用 |
| | 5.胃黏膜保护剂与布洛芬、吲哚美辛、氨茶碱、四环素、地高辛合用，能降低上述药物的生物利用度 |
| | 6.多巴胺受体拮抗药（如多潘立酮）能促进胃肠蠕动，改变胃排物速度，使药物在肠内通过较快，缩短吸收时间，减少$H_2$受体阻断药的吸收 |
| 用药后 | 密切观察用药后的疗效和不良反应 |

## （二）常用制剂和用法

氢氧化铝：凝胶（10%氢氧化铝混悬液），每次4～8 mL，每日3次，饭前5～30分钟服。

碳酸氢钠：片剂——0.3 g、0.5 g。每次0.3～1.0 g，每日3次，饭前服。

西咪替丁：片剂——0.2 g、0.8 g。胶囊剂——0.2 g。每次0.4 g，每日2次，饭后或睡前服，疗程4～6周。

雷尼替丁：片剂（胶囊剂）——0.15 g。每次0.15 g，每日2次。注射剂——50 mg。每次50 mg，每日2次，肌内注射或缓慢静脉注射。

奥美拉唑：胶囊剂——20 mg。肠溶片——20 mg。每次20 mg，每日1次，疗程2～4周。注射剂——40 mg。治疗消化性溃疡出血，每次40 mg，每12小时1次，连用3天，静脉注射。

哌仑西平：片剂——25 mg、50 mg。每次50 mg，每日2～3次，疗程4～6周。

丙谷胺：片剂——0.2 g。每次0.4 g，每日3～4次，饭前15分钟给药。

多潘立酮：片剂——10 mg。每次10～20 mg，每日3次，饭前0.5小时服。注射剂——10 mg。每次10 mg，每日3次，肌内注射。

# 第四章　心血管肿瘤影像学

## 第一节　心血管系统肿瘤

### 一、概述

随着横断面成像技术的广泛应用，心血管肿瘤相关鉴别诊断变得越发频繁。大多数此类病灶是计算机断层扫描术（CT）或超声心动图检查偶然发现的。当发现心血管肿瘤后，常产生多种基于病史和影像特征的鉴别诊断，如病变位置、肿物形态。本章节将讨论常见心血管肿瘤的解剖结构和影像特征，以及用于病变评估的成像手段。

### 二、成像技术考虑

常用的心血管肿瘤定性检测手段包括超声心动图、CT和磁共振成像（MRI），它们各自具有优缺点。因大多数放射医师会在轴位图像中发现心血管肿瘤，故CT和MRI将成为本章节主要的阐述内容。对疑似病变的描述需要注意下述特点：位置（腔内、瓣膜、血管壁、心外膜/心包）；成分（软组织、脂肪、钙化、密度/信号）；生物学行为（边界清晰、浸润生长）；强化特征（肿瘤血管生成、延迟强化模式）。

### 三、腔内病变

心脏黏液瘤是最常见的原发性心脏良性肿瘤，约占50%，也是原发性心脏肿瘤中最常见的类型。大多数心脏黏液瘤（75%）发生于左心房，20%发生于右心房，偶见发生于心室。虽然与卵圆孔相连是黏液瘤特征性表现，但其也可与心腔壁和瓣膜表面相连。心脏黏液瘤与心腔内血栓的鉴别诊断至关重要，其中心腔内血栓是心脏病变中最常见的病变。在稳态自由进动（SSFP）序列中，与心肌信号相比，心脏黏液瘤呈高信号，血栓呈等信号。

腔内肿块的另一个主要考虑的病变是转移瘤，其发病率比原发性心脏肿瘤高20～40倍。若心外原发性恶性肿瘤合并心内肿瘤样病变，则应考虑转移瘤的可能。心脏转移瘤的最常见原发病变主要包括肺癌、乳腺癌、黑色素瘤和淋巴瘤。心腔内转移瘤可单发或多发，可产生占位效应，累及心脏和（或）心包。诸如不均匀强化、经静脉蔓延生长等特征，有助于转移瘤和其他心腔内病变的鉴别诊断。

## 四、瓣膜病变

心脏乳头状弹力纤维瘤是发病率居第二位的原发性心脏良性肿瘤，主要累及心脏瓣膜。实际上，心脏乳头状弹力纤维瘤在心脏瓣膜病变中约占75%，累及主动脉瓣、二尖瓣、三尖瓣和肺动脉瓣。在CT和MRI图像中，心脏乳头状弹力纤维瘤的典型表现是以细蒂与瓣叶相连的瓣膜处或瓣膜周的肿物，位于主动脉瓣的主动脉侧或二尖瓣的心房侧。与赘生物不同，心脏乳头状弹力纤维瘤不发生于瓣叶尖端。在MRI图像中，心脏乳头状弹力纤维瘤因含有大量纤维组织成分而呈低信号，尤其是电影成像序列和$T_1WI$序列。

尽管其他肿瘤可累及或起源于心脏瓣膜，但此类病变十分罕见，主要鉴别诊断是感染性心内膜炎相关赘生物。这类赘生物可能发生于增厚和病变瓣膜周围，或与其相连。血栓栓塞性疾病的伴随症状和病史是其确诊的有力证据。

## 五、心腔壁内恶性病变

因转移瘤是最常见的心脏恶性肿瘤，故当心脏以外脏器原发性恶性肿瘤合并心腔壁内肿物形成时，则应高度怀疑转移瘤。虽然CT能清晰显示心肌受累情况，但MRI检查是评估心腔壁内病变较理想的成像手段。心脏转移瘤绝大多数呈$T_1WI$低信号，而黑色素瘤和其他出血性恶性肿瘤的转移瘤呈高信号。心腔壁内转移瘤在$T_2WI$序列呈高信号，在灌注和心肌延迟强化（LGE）成像中呈不均匀强化。

肉瘤是最常见的原发性心脏恶性肿瘤，且大多数为血管肉瘤。这类肿瘤主要累及心腔壁和（或）心腔，尤其是心房。血管肉瘤好发于右心房，其他肉瘤好发于左心房。CT能清晰显示心腔壁受累情况，常表现为低密度肿物（尽管血管肉瘤可影响局部血管分布）或浸润性生长的病变。MRI检查能更好地定性诊断肿瘤，并评估病变进展程度。因合并坏死、肿瘤存活、出血等继发改变，肉瘤在 $T_1WI$ 序列呈不均匀混杂信号，在 $T_2WI$ 序列呈不均匀高信号。增强检查，肉瘤呈边缘明显不均匀强化伴中央无强化坏死区。

淋巴瘤累及心脏主要见于局部或全身浸润性疾病（继发性心脏淋巴瘤）。原发性心脏淋巴瘤（PCL）是指局限于心脏和心包的淋巴瘤，不合并心脏以外的病变。PCL很少见，在淋巴结外淋巴瘤的尸检发病率不足1%，多为非霍奇金B细胞淋巴瘤，常见于人类免疫缺陷病毒（HIV）感染者。虽然PCL可发生于心脏任意部位，但右心房和右心室最常受累。原发性和继发性心脏淋巴瘤具有相似的影像表现。超声心动图是疑诊心脏淋巴瘤患者首次接受的影像检查方法，肿物呈低回声，部分突入心腔内，伴心包积液。CT图像上，心脏淋巴瘤常表现为多发等或低密度浸润性生长的肿物，且好发于右侧房室沟。这类肿瘤呈不均匀强化，沿心包蔓延生长，包绕冠状动脉血管。MRI检查在评估疾病进展程度方面优于其他成像手段。心脏淋巴瘤在 $T_1WI$ 序列呈低信号，在 $T_2WI$ 序列呈等或高信号，增强检查呈明显强化。电影成像序列可显示肿物突入心腔内的部分、瓣膜受累和继发性的异常改变。

## 六、心腔壁内良性病变

心腔壁内良性病变很少见，最常见的是含脂肪成分的病灶，包括脂肪瘤和房间隔脂肪瘤样肥厚（LHIS）。脂肪瘤可发生于心内膜下、心外膜下、心肌内。当此类病变累及心腔时，左心室和右心房最常受累。心外膜下病变可生长蔓延至心包腔内。心脏脂肪瘤是由成熟脂肪细胞组成的包被性肿物，故其影像表现与脂肪组织的成像特征相似。CT图像中，脂肪瘤呈典型脂肪密度（<-50 HU），与邻近水样密度结构存在明显分界。MRI图像中，脂肪瘤与脂肪组织的 $T_1WI$、$T_2WI$ 信号特点相似。肿瘤的包膜在 $T_1WI$ 序列呈低信号或难以觉察，瘤体内可见细小分隔。肿瘤内脂肪成分也可通过脂肪抑制序列得到确认。

心腔壁内含脂病变的主要鉴别诊断包括LHIS，LHIS不是真正的肿瘤。LHIS与脂肪瘤鉴别诊断要点是前者不具备包膜。LHIS形态因卵圆孔的分隔作用而呈哑铃状。LHIS脂肪成分位于房间隔，属于棕色脂肪组织，在PET/CT检查中摄取$^{18}$F-氟代脱氧葡萄糖（$^{18}$F-FDG）。虽然心脏畸胎瘤和脂肪肉瘤也属于心腔壁内含脂肿物，但很少见，不应纳入常规鉴别诊断范畴。

副神经节瘤是边界清晰的良性肿瘤，可导致患者出现儿茶酚胺分泌亢进症状。CT图像中，此类病变可见瘤体内血管分布情况。副神经节瘤MRI典型特点是$T_2WI$序列呈明显高信号。

## 七、儿童心腔壁内病变

当心腔壁内肿物发生于儿童时，横纹肌瘤和纤维瘤应在考虑范畴内。横纹肌瘤是良性病变，常多发，与结节性硬化相关。心室游离壁和室间隔常受累，在SSFP序列和LGE成像中呈等信号。与其相反，纤维瘤与痣样基底细胞癌综合征相关，累及心室游离壁和室间隔，并在LGE成像中呈高信号。

## 八、心外膜/心包病变

与心肌相比，心包更易发生转移瘤：CT和MRI成像中，心包受累的常见表现包括心包积液、心包增厚和（或）心包结节、心包积血。上述影像表现和其他恶性征象（诸如肺结节、骨转移瘤、淋巴结肿大和胸腔积液）同时存在时，均可作为心包转移瘤的有力确诊证据。

原发性渗出性淋巴瘤（PEL）是一种罕见的淋巴瘤，发病于免疫功能低下患者，主要是HIV感染的男性患者和接受实体器官移植患者。PEL主要表现为淋巴瘤性积液，累及浆膜腔，但无明确的实体病灶。胸膜腔是最常见受累体腔，其次是心包腔、腹膜腔。此类疾病患者预后差，中位生存期少于6个月。PEL与人类疱疹病毒8型（HHV-8）密切相关，其次与EB病毒（EBV）感染有关。

其他累及心包和心脏的肿瘤鉴别诊断主要是心脏良性病变，如血管瘤和淋巴瘤，以及良性肿瘤样病变，如心包囊肿。血管瘤是多囊性良性肿瘤，瘤体内见血管分布，在CT和MRI增强检查时明显强化：在$T_1WI$和$T_2WI$序列，血管瘤均呈高信号。虽然淋巴管瘤也是多囊性肿物，但在$T_1WI$序列呈低信号，在$T_2WI$序列呈高信号，增强检查时无强化。

心包囊肿是边界清晰的水样密度和信号病变，与心包腔延续，不应误诊为心脏肿瘤。

## 九、肿瘤样病变

在CT或超声心动图检查中，可偶见心血管异常等肿瘤样病变，包括正常解剖变异、非肿瘤性病变和心外病变。比如，正常心脏结构如界嵴、明显突出的Chiari网和永存下腔静脉瓣，均表现为右心房内肿瘤样病变。这些解剖变异可借助MRI检查与心脏肿瘤鉴别。心外器官病变如食管裂孔疝，在超声心动图检查中表现为左心房后方囊性结构，CT和MRI检查可确诊食管裂孔疝。

# 第二节 心脏黏液瘤

## 一、影像表现

### （一）一般特征

1.最佳诊断线索

心房内肿物，以短蒂与房间隔近卵圆孔处相连。

2.定位

（1）约75%发生于左心房，其次发生于右心房。

（2）罕见部位：心室、下腔静脉、瓣膜。

3.大小

直径为1～15 cm。

4.形态

（1）常单发，可呈家族性多发。

（2）卵圆形，有分叶或轮廓光滑。

①约2/3病灶表面光滑。

②约1/3病灶有绒毛。

5.绒毛状黏液瘤

绒毛状黏液瘤更易继发血栓栓塞性并发症。

## （二）X线表现

**1.异常表现多无特异性**

（1）表现类似房室瓣狭窄征象。

二尖瓣梗阻：左心房增大，肺血管充血样改变。

（2）肺水肿，源于左心房压力升高。

**2.钙化（少见）**

钙化大多数见于右心房黏液瘤。

## （三）CT表现

**1.CT平扫**

（1）肿瘤可因无造影剂衬托而无法显示。

（2）心腔内低密度肿物。

①偶见囊性肿物。

②肿物在心动周期内可发生位置改变。

（3）约50%右心房黏液瘤合并钙化。

①左心房黏液瘤极少伴钙化。

②钙化源于瘤体内反复合并出血。

（4）头部非增强计算机断层扫描（NECT）检查评估并发症。

①脑梗死，源于血栓栓塞。

②转移性疾病（少见）。

**2.CT增强扫描**

（1）可表现为不均匀强化。

（2）常不合并淋巴结肿大、心包积液。

## （四）MRI表现

**1.$T_1WI$**

$T_1WI$呈等或低信号。

**2.$T_2WI$**

$T_2WI$多呈高信号。

3.T$_2$* GRE

钙化可导致放射状伪影。

4.T$_1$WI+C

T$_1$WI+C呈不均匀强化。

5.心脏MRI

Cine-SSFP序列：①可移动性。②瓣膜口梗阻。③血流加速。④见短蒂。

6.头部MRI检查评估并发症

（1）脑梗死，源于血栓栓塞。

（2）转移性病变（少见）。

## （五）超声心动图表现

超声心动图一般为首次检查的成像手段。

肿瘤呈典型的高回声。

评估肿瘤移动性和心脏功能：评估瓣膜梗阻或脱垂继发的血流动力学变化程度。

## （六）核医学表现

1.PET/CT

黏液瘤可表现中度$^{18}$F-FDG摄取。

若$^{18}$F-FDG摄取值升高则怀疑恶变。

## （七）影像检查建议

最佳检查方式：超声心动图是检测黏液瘤的首次成像手段；MRI是评估黏液瘤的理想成像手段。

# 二、鉴别诊断

## （一）心脏内血栓

心脏内血栓常见，多见于心房后外侧或心耳，与心房颤动和二尖瓣病变相关。急性血栓多不强化；慢性血栓可出现轻度边缘强化。

## （二）心脏转移瘤

心脏转移瘤常多发，且强化，合并心包积液、淋巴结肿大、其他转移瘤。
最常见原发灶：肺、乳腺、黑色素瘤。

## （三）心脏脂肪瘤

心脏脂肪瘤常位于房间隔。
CT呈脂肪密度；MRI呈脂肪信号。

## （四）原发性心脏恶性肿瘤

血管肉瘤常见。
可出现心包积液、转移瘤。

## （五）心脏淋巴瘤

PET/CT图像中$^{18}$F-FDG摄取值明显升高。
其他受累部位：肺、纵隔。
肿瘤以宽基底与间隔部相连，无蒂。

## （六）心包转移瘤

心包转移瘤常合并心包积液，常生长蔓延至左心房轮廓之外。
最常见原发灶：肺、乳腺、黑色素瘤。

## （七）心脏结节病

心脏结节病极少形成心脏肿瘤样病变，常与肺或纵隔疾病有关，尤其是结节病。

## （八）肉芽肿性多血管炎

肉芽肿性多血管炎极少表现为心脏肿瘤样病变，患者有肺内空洞样结节、肿物。

## （九）心脏乳头状弹力纤维瘤

心脏乳头状弹力纤维瘤起源于瓣膜上皮的肿瘤，常单发，起源于主动脉瓣或二尖瓣，常有蒂结构。其可继发血栓栓塞性疾病，导致脑卒中。

# 第三节　心脏脂肪瘤

心脏脂肪瘤是由成熟脂肪细胞组成的包被性心脏良性肿瘤。

## 一、影像表现

### （一）一般特征

1.最佳诊断线索

（1）CT脂肪密度心脏病变（CT值为负值）。

（2）MRI各序列呈脂肪组织信号。

2.定位

（1）常见病变位置：最常累及左心室和右心房的间隔部。

（2）分布：①心内膜下（50%）；②心外膜下（25%）；③心肌内（25%）。

（3）心内膜下病变可生长突入心腔内。

（4）心外膜下病变可生长蔓延至心包腔。

（5）极少发生于心脏瓣膜。

（6）多发心肌内含脂肿物见于结节性硬化。

近期病理类文献质疑这类病变是否代表脂肪瘤或非包被性脂肪细胞。

3.大小

（1）大小具有多变性，可为数毫米或在15 cm以上。

（2）诊断时体积较大。

（3）生长缓慢。

4.形态

无蒂或息肉状包被性肿物，边界清晰。

## （二）X线表现

胸部X线片表现如下。

（1）常表现正常。

（2）可见由肿瘤占位所致的纵隔轮廓异常。

（3）瓣膜梗阻症状。

（4）钙化。

（5）非特异性心脏扩大。

## （三）CT表现

1.CT平扫

（1）呈心腔或心肌内水样密度影和脂肪密度影，脂肪密度影<-50 HU。

（2）心腔梗阻性扩大。

2.CT增强扫描

（1）表现为脂肪密度肿物，主要位于心腔内或心外膜下。对比增强CT（CECT）图像中见充盈缺损。

（2）可起源于左心室心肌。

（3）无明显强化。

（4）无局部浸润性生长表现。

（5）伴或不伴细小，无强化分隔。

## （四）MRI表现

1.$T_1WI$

（1）表现为高信号肿物，伴有低信号包膜或包膜不明显。

（2）可见细小分隔。

（3）抑脂序列出现信号缺失。

2.$T_2WI$

$T_2WI$呈类似脂肪信号。

3.PDWI

PDWI呈类似脂肪信号。

4.$T_1WI+C$

$T_1WI+C$无明显强化。

5.MRA

心腔内出现充盈缺损。

## （五）超声心动图表现

超声心动图是对病变程度和心功能受损程度进行评估的敏感手段。可见心腔内球形或息肉样肿物，常以宽基底与心腔壁相连，移动性不大。经食管超声心动图检查有助于引导疑似病例的经静脉活检。

## （六）心血管造影表现

心血管造影可见非特异性的心房间或心室间充盈缺损。

## （七）核医学表现

PET检查表现为常无$^{18}F$-FDG摄取。

## （八）影像检查建议

1.最佳检查方式

CT或MRI是常用诊断手段。

2.方案建议

$T_1WI$抑脂序列：定性判断脂肪成分，显示包膜和评估非脂肪成分。

实性非脂肪成分可利于其他诊断（畸胎瘤、淋巴肉瘤）。

## 二、鉴别诊断

## （一）房间隔脂肪瘤样肥厚

房间隔脂肪瘤样肥厚为非真性肿瘤病变。无包膜，是其与脂肪瘤的鉴别点。房间隔脂肪瘤样肥厚因卵圆孔的分隔作用，呈哑铃状，含棕色脂肪成分，可见$^{18}$F-FDG摄取。

## （二）心脏或心包畸胎瘤

心脏或心包畸胎瘤极少见，常在婴儿期确诊，含有大量脂肪成分，也可含有成熟脂肪细胞。

患者可有心脏压塞症状。

## （三）淋巴肉瘤

淋巴肉瘤极少见，肿瘤可累及周围结构。

肉瘤无相关心包或心外病变且容易液化坏死。

侵犯心包时心包积液量较多，可合并梗阻性症状。

## （四）血栓

常见位置：左心房附属结构；左心室心尖部心肌梗死区。

血栓通常与纵隔脂肪各序列信号不一致。

## （五）心脏黏液瘤

心脏黏液瘤是最常见的原发性心脏良性肿瘤，最常发生于左心房，与房间隔密切相连。

$T_1WI$呈低信号。

## （六）心脏肉瘤

心脏肉瘤是最常见的原发性心脏恶性肿瘤，病变局限于心脏和心包。

CT图像中累及心腔壁的低密度肿物，侵犯心包、心肌、纵隔。

MRI：$T_1WI$呈不均匀信号；$T_2WI$呈不均匀高信号；不均匀强化。

## （七）心脏和心包转移瘤

最常见原发灶：肺、乳腺、黑色素瘤、淋巴瘤。

心包积液是其典型表现。

心脏和心包转移瘤与肺转移瘤、骨转移瘤、胸腔积液和淋巴结肿大有关。

MRI：大多数$T_1WI$呈低信号，黑色素瘤和出血性转移瘤呈高信号；$T_2WI$呈高信号；大多数发生强化。

# 第四节　心脏肉瘤

心脏肉瘤是最常见的原发性心脏恶性肿瘤，肿瘤局限于心脏和心包。

## 一、影像表现

### （一）一般特征

1.最佳诊断线索

侵犯心腔和（或）心腔壁的肿瘤。

2.定位

（1）血管肉瘤：右心房＞左心房。较少累及心室和室间隔。

（2）其他类型肉瘤：左心房＞右心房。

### （二）X线表现

胸片可表现正常。

心脏扩大是最常见的异常表现。

X线片可见心包积液、肿物、实变、肺水肿、肺转移瘤。

### （三）CT表现

1.CT增强扫描

（1）累及心腔壁的单发低密度肿物。

①血管肉瘤为富血供病变。

②钙化可见于原发性骨肉瘤。

（2）广泛浸润性生长的心脏肿瘤。

（3）心包受累。

①心包增厚、心包结节。

②正常心包结构中断。

③心包积液，可为心包积血。

（4）心肌受累。原发性骨肉瘤可累及房间隔。

（5）纵隔受累。

（6）肺静脉受累。

（7）肺转移瘤。

2.门控心脏CTA

心脏瓣膜受累。

## （四）MRI表现

1.$T_1WI$

$T_1WI$呈混杂信号。

（1）低信号：坏死。

（2）等信号：肿瘤存活。

（3）高信号：出血。

2.$T_2WI$

$T_2WI$呈不均匀高信号。

3.$T_1WI+C$

（1）不均匀强化：边缘明显强化伴中央坏死。

（2）"sunray"征：沿血管走行分布的线状强化。

## （五）影像检查建议

最佳检查方式为门控心脏MRI检查。

# 二、鉴别诊断

## （一）心脏转移瘤

发病率比原发性肉瘤高20～40倍。

来源：肺癌、乳腺癌、食管癌；黑色素瘤。

## （二）淋巴瘤

淋巴瘤易发病于免疫系统功能低下人群。
受累部位：右心＞左心。

## （三）心脏黏液瘤

心脏黏液瘤为心腔内病变，不累及心腔壁。

## （四）血栓

肿瘤更易强化。
急性期血栓可发生强化。

# 第五节　心脏和心包转移瘤

心脏和心包转移瘤来源途径主要有以下几种。①淋巴道转移：最常见的途径；肺癌和乳腺癌。②血行转移：黑色素瘤；其他部位常受累。③直接蔓延：肺癌和其他胸膜恶性肿瘤；间皮瘤少见。④经静脉途径转移。

下腔静脉途径：肾细胞癌、肝细胞癌、肾上腺和子宫恶性肿瘤。肺静脉途径：肺癌。癌症晚期5%～10%病例合并心包转移。约40%心脏和心包转移瘤病例出现恶性心包积液。

## 一、影像表现

### （一）一般特征

1.最佳诊断线索
（1）心脏和心包多发肿物。

（2）合并恶性心包积液。

（3）其他心外转移瘤。

2.定位

（1）受累心包可突出于主动脉和肺动脉干上方。

（2）恶性心包积液；弥漫性或局灶性。

（3）经静脉途径转移至心房内。

（4）血行转移：多发，可见随机分布的心包/心脏结节和肿物。

3.形态

（1）心包结节，心包增厚。

（2）心包积液密度可不均匀。

（3）积液可形成不规则形包裹。

## （二）X线表现

胸部X线片检测出的异常可能是肺或纵隔肿物。

心包积液的典型表现：可见心脏的影像向两侧扩大，呈烧瓶状改变，同时在X光下可见心脏搏动减弱甚至消失，特别是在肺野比较清晰的情况下，心影显著增大，其常常是诊断心包积液的有力证据。

相关恶性征象：80%病例合并纵隔淋巴结肿大；50%病例合并胸腔积液；骨转移瘤。

## （三）CT表现

1.CT平扫

（1）心包积液。

（2）钙化很少见，除了以下肿瘤。

①骨肉瘤。

②血管肉瘤。

③合并沙砾样钙化的肿瘤。

（3）相关恶性征象。

①肺转移瘤。

②淋巴结肿大。

③胸腔积液。

④骨转移瘤。

2.CT增强扫描

（1）心包积液。

①心包增厚/心包强化。

②心包结节/心包肿物。

（2）更好地定性判断囊性、实性成分。

（3）定性评估心肌受累情况。

（4）显示肿瘤经肺静脉扩散至心脏。

（5）淋巴结肿大。

## （四）MRI表现

1.$T_1WI$

（1）转移瘤常呈低信号。

（2）黑色素瘤和出血性转移瘤呈高信号。

2.$T_2WI$

$T_2WI$呈高信号。

3.$T_1WI+C$

（1）大多数转移瘤发生强化。

（2）与血栓鉴别（慢性血栓可见边缘强化）。

4.评估病变程度方面优于CT

经上腔静脉注入造影剂,为心脏转移瘤和心包疾病的检测提供更好的分辨率。

## （五）超声心动图表现

超声心动图是疑似心包积液患者的首选检查方法,可评估左、右心室功能。

中等量心包积液：积液深度为 10 ~ 20 mm；大量心包积液：积液深度 > 20 mm。

心脏压塞症状：右心室或心房舒张萎陷。

## （六）影像检查建议

超声心动图是首选评估手段，但评估右心室功能存在局限性，无法显示整体的心包结构，无法检测其他恶性征象，如淋巴结肿大。

门控心脏MRI可进行全面评估。

# 二、鉴别诊断

## （一）原发性心脏肿瘤

原发性心脏肿瘤罕见，可呈类似转移瘤表现，多发局灶性心肌受累或心包侵犯。

侵袭性肿瘤：肉瘤，包括血管肉瘤、平滑肌肉瘤、横纹肌肉瘤；原发性心脏淋巴瘤。

原发性心脏肉瘤（骨肉瘤）和转移瘤的鉴别诊断存在难度。

## （二）临床治疗继发改变

药物源性或放射治疗相关心包炎和心包增厚：辐射剂量常超过3000 cGy；常见药物有阿霉素、环磷酰胺。

肾病综合征继发的心包积液。

## （三）心包炎

心包炎可由感染、炎性或药物源性引起。

MRI检测的心包膜下强化灶易被误诊为转移瘤。

## （四）心包囊肿

该病为先天性疾病。肿块呈均质水样密度，薄壁，边缘光滑，尤软组织成分。

## （五）包裹性胸腔积液

包裹性胸腔积液在CT图像中表现为水样密度，常与心包分隔。

# 第五章　肺癌的影像学

## 第一节　肺癌影像学表现的探讨

### 一、概述

肺癌是最常见的原发性肺肿瘤，也是美国男性和女性最常见的致命性恶性肿瘤。受影响的患者可能出现与原发性肿瘤、转移性疾病或副肿瘤综合征相关的各种症状和体征。肺癌患者也可能完全无症状，可能由于其他原因进行影像检查时偶然发现。

肺癌的影像表现复杂多样，包括原发性肿瘤的直接表现，以及继发于中央性阻塞性病变及晚期疾病相关异常的间接表现。了解肺癌多种多样且细微的影像学表现，放射科医生可以尽早提出诊断，尽管在许多情况下，发现时即为晚期疾病。早期诊断需要仔细评估胸部影像学检查和系统评估胸部解剖结构。然而，考虑到肺癌的高发病率，患者可能出现胸外转移，从而促使胸部评估。

放射科医师应用高度怀疑的态度来观察胸片异常，并结合人口统计学信息、致癌物接触史和临床表现进行诊断。在适当的情况下，放射科医师应建议行胸部CT检查，以进一步评估可疑或持续异常。

放射科医师应详细描述在CT上偶然发现的肺结节，并根据公布的指南进一步评估。

### 二、直接表现

肺癌的影像特征可能与肺肿瘤的直接显示有关。这些异常通常表现为肺结节、肿块或实变。中央型肺癌也可能表现为轻微的腔内结节或气道狭窄，而没有相关的实变或体积减小。

（一）肺结节

肺结节是直径小于3 cm的圆形、边界清楚的中等密度影。肺结节常被偶然发现，可能在放射线检查中显示为淡片状影。对它的识别需要极高的射线照相技术、最佳观察条件及放射科医师对胸部X线片的系统评估。在许多情况下，由于长期不变和（或）良性钙化类型，肺结节为绝对良性。不确定的肺结节需要进一步进行胸部CT评估。

放射科医师的作用是将肺结节定性为绝对良性、可能是恶性的或不确定的。形态学特征，如毛刺或多叶状边界、胸膜凹陷和胸膜牵拉可疑恶性肿瘤。提示恶性肿瘤的衰减特征包括厚壁空洞或壁结节、亚实性衰减和内在气泡。随着时间的推移，持续存在亚实性结节或结节生长提示恶性肿瘤，并应进一步评估，通常包括组织取样。

FDG PET/CT可识别和量化病变内的代谢活性，对于评估大于7 mm的孤立性肺结节非常有用。然而，惰性肺癌（通常是腺癌）的PET/CT可能产生假阴性结果，局部感染和炎症过程可能表现出[18]F-FDG高摄取，产生假阳性结果。

（二）肺部肿块

肺部肿块是直径大于或等于3 cm的圆形阴影，没有肺部感染体征和症状的患者的肺部肿块通常代表原发性肺癌。表现为肺部肿块的肺癌通常表现出恶性肿瘤的其他影像特征，包括有毛刺或多分叶的边界，具有厚壁和（或）结节壁的空洞，以及局部侵袭性生长。

恶性肿瘤的相关放射学表现包括肺门和（或）纵隔淋巴结肿大和胸腔积液。在胸部X线片或胸部CT上检出肺部肿块通常需要进一步的组织取样评估，这通常可以通过图像引导的活组织检查来完成。

（三）肺部实变

原发性肺癌可表现为肺实变。这些病例通常是侵袭性肺腺癌，特别是肿瘤细胞贴壁生长或沿着肺泡壁生长的肿瘤。表现为实变的肺癌可能是局灶性或多灶性的，可能伴淋巴结肿大和（或）胸腔积液。在这种情况下，可以通过支气管镜活组织检查来完成确定的诊断。

## 三、间接表现

中央型肺癌可能产生气道阻塞，导致阻塞性肺不张或肺炎。在这些情况下，主要影像异常与中央阻塞性恶性肿瘤的继发效应有关，并且原发性肿瘤本身在胸部X线片可能不明显。此外，周围的实变可能会掩盖潜在的肺部肿瘤并延误诊断。鉴于肺癌的高发病率，放射科医师在评估成人胸部影像学异常时必须高度警惕，特别是在没有肺炎等常见疾病的体征和症状时。

### （一）肺不张

肺部体积缩小是住院成人中非常常见的放射学发现，特别是那些在医院重症监护室接受机械通气的人。然而，在成人门诊患者中对肺叶和全肺不张应高度警惕，应始终排除中央阻塞性肿瘤。发现反S征表明存在中央型肿块导致的肺不张，放射科医师应提出正确的诊断及最佳的进一步评估方式。CECT是评估不明原因肺不张患者的最佳成像方式，因为它可以详细评估中央气管支气管树，排除阻塞性病变和气道狭窄。此外，由于不张的肺实质强化明显，CECT可以区分塌陷的肺和稍低密度的中央阻塞性肿瘤。CT在评估恶性肿瘤的相关特征方面也很有价值，包括其他肺部病变、局部侵袭性行为、淋巴结肿大和胸腔积液。

### （二）肺部实变

中心阻塞肺部病变可能导致阻塞性肺炎。此外，周围的病变可能会被周围的实变所掩盖。重要的是记录成年人群中疑似肺炎的消退。不吸收的实变需要通过横断面成像进行进一步评估，并且在许多情况下，需要通过支气管肺泡灌洗和（或）支气管镜活检进行组织取样。

## 四、肺外或晚期肺癌的表现

大多数原发性肺癌患者因晚期疾病而就医。晚期肺癌可能表现为肿瘤肺外侵犯，胸内转移淋巴结肿大，对侧肺、胸膜或胸壁转移性疾病，或胸外器官或淋巴结相关的影像学表现。因此，受影响的患者可能出现与原发性肿瘤或胸外转移的局部侵入行为相关的症状和体征。

利用CT成像可以迅速评估肺癌对肺外侵犯。CECT非常有助于识别肿瘤的纵隔侵入，特别是心脏和大血管。在CT上也很容易识别胸壁侵犯。MRI成像是评估纵隔和胸壁侵入行为的有效工具，因为它具有良好的组织对比度。对于禁用造影剂的患者，评估血管侵犯特别有价值。

FDG PET/CT是肺癌初始分期和再分期的首选成像方式。在许多情况下，PET/CT可以识别更多的淋巴结或器官受累，这可以指导组织取样以便同时诊断和分期恶性肿瘤。

（一）肺外肿瘤

肺癌通常表现出局部侵袭行为。中央肿瘤可直接侵犯肺门和纵隔淋巴结。同样，肺癌可直接侵犯邻近的纵隔结构，包括中央气道、肺动脉和静脉、主动脉、心脏和心包。

上腔静脉的侵犯是局部侵袭性中央型肺癌（如小细胞肺癌）的常见表现。受影响的患者可能出现上腔静脉综合征，其特征是面部和上肢水肿，伴有前胸壁浅静脉扩张。中央型肺癌也可侵入膈神经，导致膈肌麻痹，可引起呼吸困难，并表现为同侧膈肌抬高。喉返神经受侵犯时表现为声音嘶哑，这可能是患者的主诉。

周围型肺癌可侵犯胸膜、胸壁和（或）横膈膜。潘科斯特综合征（Pancoast syndrome）是指侵入相邻胸壁骨骼和软组织的肺上沟癌。其特征是由臂丛神经受累导致的同侧上肢肌肉组织的疼痛、无力和萎缩。交感神经链和星状神经节的受累可能导致霍纳综合征（Homer syndrome）。

（二）淋巴结肿大

小细胞肺癌和其他高级别神经内分泌肿瘤等分化程度低的恶性肿瘤多会出现转移性病灶。

小细胞肺癌的特征是局部侵犯和早期淋巴结转移。因此，肺门和（或）纵隔淋巴结肿大多提示侵袭性肿瘤存在，而且原发的肿瘤病灶并不明显。

对侧肺门和（或）纵隔淋巴结以及颈部和锁骨上淋巴结发生转移时为$N_3$期，分期至少为ⅢB期，此时肿瘤是不可切除的。

## （三）转移性疾病

许多肺癌患者可能是先发现骨、中枢神经系统、肝脏或其他器官的转移灶，而进一步检查确定原发病灶。

胸部转移可表现在肺（多灶性肺结节或肿块）、胸膜［恶性胸腔积液和（或）实性胸膜转移］和胸壁（溶骨性或硬化性骨转移或胸壁软组织转移）等。

多中心肺癌也可能发生在肺腺癌中。此外，原发性肺腺癌可能表现出相关的同侧和（或）对侧多灶性惰性恶性肿瘤或侵袭前病变。

## 五、影像评估

对于可疑肺部疾病的患者一般先行胸部X线片检查；对于有吸烟史或接触致癌物的老年人，发现肺结节时应考虑到恶性可能；对于发现肺部肿块的患者应首先排除肺癌的可能；对于不明原因的肺不张患者应排除中央性阻塞性病变。对待这类病灶CT检查旨在识别潜在的恶性病变及与其相关的异常表现和诊断疾病。影像科医生可根据检查结果为患者提供进一步的就诊建议。

# 第二节　孤立性肺结节

孤立性肺结节单发，呈圆形或卵圆形，直径≤3.0 cm。孤立性肺结节可以是肺癌最早的影像学表现。

## 一、影像表现

（一）一般特征

大小≤3.0 cm，结节越大恶性风险越高。

（二）X线表现

胸部X线表现如下。

孤立性肺结节：肺内小结节影。

通常可见结节≥9 mm。

边缘可有毛刺和分叶。

肺癌相关表现：淋巴结肿大、胸腔积液。

## （三）CT表现

1.CT平扫

（1）位置：①肺结节易发生在胸膜下；②肺癌多发生在右肺和上叶。

（2）形态：①毛刺和胸膜牵拉为可疑恶性，也可发生在良性炎性病变中，特别是并发肺气肿时；②分叶为可疑恶性，分叶状边缘反映了肺癌组织学异质性特征。

（3）密度：①约13%的肺癌可有钙化，表现为偏心性、斑点状、不规则形。②约15%的肺癌可有空洞。a.病变越大越易空洞化；b.空洞壁不规则结节，壁厚>16 mm为可疑恶性。

（4）衰减程度：①实性结节约15%为恶性；结节越大肺癌风险越高。②磨玻璃样结节（非实性）约34%为恶性；贴壁生长为主型腺癌；不典型腺瘤样增生。③部分实性结节40%～50%（<1.5 cm）为恶性。贴壁生长为主型腺癌，和磨玻璃样成分有关；侵袭性腺癌同实性成分有关，也可发生在炎性病变中。④空泡样病变（空气支气管征），可表现为横断面上的小空洞，为高分化腺癌的特征。

（5）生长速度：①测量直径、面积、体积、质量；②体积倍增时间，即结节体积增加一倍的时间，小于400天高度提示为恶性；③实性结节保持稳定超过2年考虑为良性。

2.CT增强扫描

动态增强CT评估孤立性肺结节，造影剂注射前后成像。强化程度小于15 HU符合良性病变，活动性炎性病变也可表现为强化程度大于15 HU。

## （四）核医学表现

评估性质不确定孤立性肺结节的代谢活性，多数恶性病变[18]F-FDG摄取增高。

大于1 cm结节：敏感性97%；特异性78%；高阴性预测值。

假阳性：感染性炎症。

假阴性：惰性肺癌和小肺癌、类癌。

（五）检查建议

1.最佳检查方法

CT平扫可用于肺结节的评估和鉴定。

2.方案建议

（1）CT平扫：①薄层扫描，即1mm层厚连续扫描。②最大密度投影（MIP）重建图像有利于结节显示。

（2）X线片。去骨，计算机辅助检测。

## 二、鉴别诊断

### （一）肉芽肿

肉芽肿可有卫星结节。

良性钙化形态：弥漫性、分层状、中心性。

### （二）肺内淋巴结

肺内淋巴结呈长形或者三角形，位置在近胸膜处或者隆突下。

### （三）类癌

类癌属于低度恶性肿瘤，边界清楚。

### （四）错构瘤

错构瘤属于良性、缓慢生长的肿瘤，50%的错构瘤内部存在脂肪或钙化。

# 第三节 肺部肿块

## 一、影像表现

### （一）一般特征

1.最佳诊断线索

（1）病变完全被肺实质包绕，可在肺野周围或靠近胸膜。

（2）空气支气管征有助于准确定位，但也可不出现。

（3）占位性病变取代正常肺结构。

2.定位

肺实质内。

3.大小

至少大于3 cm，大小可变。

4.高度

可变的形态特征包括形状、边界特征及病变数量。

5.形态

圆形或卵圆形。

6.边界特征

（1）清楚或不清楚，毛刺状，光滑，分叶状。

（2）毛刺和分叶状边界应警惕为恶性。

7.数量

单发或多发。

## （二）X线表现

1.位置

（1）肺内和肺外肿块区别。

①肺内肿块特征：被脏层胸膜包绕，和邻近胸膜呈锐角，空气支气管征。

②肺外肿块特征：不同的透照角度边界不同，和邻近胸膜呈钝角，边界不全征，即单一或垂直方向投照可见病变明确的不完整边界。

（2）较大的病变很难定位。

（3）靠近纵隔的肺或胸膜肿块同纵隔肿块不易鉴别。

2.特征

（1）大小和形状。

（2）轮廓和边界特征。

（3）均匀和不均匀：①空洞；②周围实变。

## （三）CT表现

1.CT平扫

（1）没有特异性的恶性形态特征。

（2）密度：

①实性、部分实性或非实性（磨玻璃样密度）。

②坏死：内部低密度，空洞和（或）气液平。

③囊性成分：内部水密度和（或）气液平。

④钙化：良性——同心圆状、完全的、爆米花样；不确定性或可疑恶性——偏心性、斑点状、粗大的。

⑤脂肪密度是错构瘤的特征。

（3）形态：

①分叶：提示不同的细胞异质性和不均匀生长，为恶性征象，良性不均质肿瘤也可见，如错构瘤。

②毛刺：为恶性征象，但并不特异。冠状辐射征，即毛刺向周围肺组织辐射，高度提示肺癌。

（4）位置：①中央型和周围型；②单发或多发，如为多发，分布于相同或不同肺叶或肺；③辨别支气管结构。

2.CT增强扫描

（1）CT增强扫描可以评估局部浸润和毗邻血管的情况。

（2）增强特征：

①均匀性强化：实质性病变有完整血供。

②不均匀强化：部分实性，坏死或空洞病变。

③某些病变表现为不强化。

（4）CT血管造影特征：强化血管穿过肿块或实变区。

（5）对于恶性病变可以提供有价值的分期。

## （四）MRI表现

良好的对比度分辨率为局部浸润提供重要信息。MRI在评估纵隔、胸壁及膈肌浸润方面优于CT。

病变信号特点取决于病因。

弥散加权成像（DWI）序列在鉴别良性和恶性病变方面有潜在价值。

## （五）影像检查建议

1.最佳检查方法

CT有助于肺部肿块特征的显示。

2.方案建议

（1）增强薄层CT。

（2）多平面重建成像有助于病变的定位和局部浸润的评估。

# 二、鉴别诊断

## （一）肿瘤

肺癌。

淋巴瘤。

转移瘤。

类癌。

错构瘤。

## （二）炎症和感染

1.感染

（1）球形肺炎。

（2）肺脓肿。

（3）致病微生物。

①细菌：诺卡菌病、放线菌病。

②分枝杆菌：肺结核。

③真菌：隐球菌病、芽生菌病。

④寄生虫：棘球蚴病。

2.炎症

（1）机化性肺炎。

（2）肉芽肿性多血管炎。

（3）类质性肺炎。

（4）进行性块状纤维化（硅肺、结节病）。

## （三）先天性病变

先天性肺气道畸形。

肺隔离症。

动静脉畸形。

支气管闭锁远端黏液囊肿。

## （四）其他病变

球形肺不张。

血肿。

肺栓塞。

淀粉样瘤。

（五）孤立和多发肿块

1.孤立病变

（1）肺癌。

（2）肺脓肿。

（3）创伤性肺囊肿或血肿。

2.多发病变

（1）转移瘤。

（2）肉芽肿性多血管炎。

# 第四节　肺不张

肺不张是指全部或部分肺膨胀不全并有相应肺体积减小。

## 一、影像表现

### （一）一般特征

直接征象：患肺叶间裂移位；支气管、血管结构聚集。该征象在中、重度肺不张中可不显示。

间接征象：胸部X线片上肺透光度下降，CT上肺密度增高。纵隔向患侧移位。同侧膈肌升高。邻近肺组织代偿性过度充气。上纵隔向上叶肺不张侧移位，下纵隔向下叶肺不张侧移位。juxtaphrenic peak征（膈上尖峰征），即三角形不透光区沿同侧膈肌中点向上突出，主要和上叶肺不张有关。luftsichel征（镰刀征），即主动脉弓和不张的左肺上叶之间呈现镰刀形透亮区，发生在部分左上叶肺不张中。

叶间裂移位，可发生在各种肺不张中。

患侧肺叶透过度降低。

气管向患肺移位。

肺门移位：右肺上叶不张向上移位；双肺下叶不张向下移位。

## （二）最佳检查方法

胸部X线片能显示肺不张的一些特征。在门诊成年人患者中，这些发现有助于提示是否罹患肺癌。

胸部X线片和CT能够明确肺不张，并显示肿瘤位置和范围。

# 二、鉴别诊断

## （一）良性和恶性肿瘤

中央型肿瘤阻塞大支气管。

原发性肺癌、支气管类癌、支气管内转移性肿瘤。

错构瘤（10%为中央型，位于支气管内）。

其他支气管内肿瘤。

## （二）淋巴结肿大

外源性，压迫支气管。

肿瘤性（如淋巴瘤、转移性肿瘤）。

非肿瘤性（如结核、组织胞浆菌病、结节病）。

## （三）异物

异物在成年人中少见，右肺较左肺多见。

## （四）其他疾病

其他疾病如黏液栓、支气管狭窄、气道破裂、气管插管异位。

# 第五节　肺实变

肺实变是指肺泡内被气体以外的其他物质充填，可以是液体、脓汁、脂蛋白、血液、细胞（包括肿瘤）。

## 一、影像表现

### （一）一般特征

1.最佳诊断线索
肺实质密度增高，相应支气管和血管模糊。

2.定位
（1）中央、周围，多病灶。
（2）肺段、肺叶、多个肺叶、全肺。

3.大小
变化不一。

4.形态
（1）变化不一。
（2）球形肺炎：①儿童多见；②成人少见，应高度怀疑恶性。

### （二）X线表现

1.X线片
（1）密度均匀或不均匀的肺阴影。
（2）如果通畅的支气管穿过实变肺，可显示空气支气管征。
（3）如为阻塞性肺实变引起肺体积减小，胸片出现S征：中央型支气管内阻塞伴肺叶塌陷或实变，提示为中央型肺癌。
（4）位置不一：多个肺叶、单个肺叶、肺段、亚肺段。

（5）伴随纵隔和（或）肺门淋巴结肿大，提示为恶性或不典型感染。

（6）慢性实变提示为非感染性病变。

①肿瘤：a.黏液腺癌；b.肺淋巴瘤。

②机化性肺炎。

③嗜酸性粒细胞性肺炎。

## （三）CT表现

### 1.CT平扫

（1）肺野密度增高，相应血管和间质模糊。

（2）如果实变肺内支气管通畅可显示空气支气管征。

（3）早期肺实质病变为腺泡结节。

（4）CT晕征：实变周围有磨玻璃影。

（5）反晕征：磨玻璃影周围有实性边缘。

（6）铺路石征：磨玻璃背景上显示增厚的小叶间隔和小叶内线状影。

（7）阻塞性实变：支气管近端被肿瘤阻塞。①实变可使肿瘤显示不清。②肺体积减小导致叶间裂移位。③常见的恶性表现：a.鳞癌；b.类癌。

（8）肿瘤性实变。①黏液腺癌可表现为局灶性或多发性实变：a.磨玻璃影和实变影共同存在反映肺泡浸润的不同阶段；b.伴或不伴纵隔和（或）肺门淋巴结肿大。②原发性肺淋巴瘤：a.慢性磨玻璃影和（或）实变影；b.随时间推移病变密度增加。

### 2.CT增强扫描

（1）CT血管造影征：增强的血管穿过实变区或肿块内。

（2）不均匀性实变。内部低密度影提示坏死。

（3）空洞：①黏液嵌塞可导致内部管状低密度影；②内部脂肪密度提示内源性或外源性脂质性肺炎。

（4）阻塞性实变：①增强检查可区分肿块和周围不张或实变；②肺体积减小可引起叶间裂移位；③评估支气管内病变大小和可切除性。

（5）恶性病变的分期。

（6）其他表现：①卫星结节；②淋巴结肿大；③胸腔积液。

## （四）MRI表现

1.DWI

DWI可区分肿块和邻近的肺不张。

2.$T_1WI$和$T_2WI$

$T_1WI$和$T_2WI$可反映组织的形态和功能特征。

3.水敏感序列（正在研究中）

水敏感序列可区分感染性和肿瘤性实变。

## （五）核医学表现

PET/CT可以区分[18]F-FDG摄取和邻近的肿瘤。

## （六）影像检查建议

1.最佳检查方法

（1）胸片：用于肺疾病最初评价。

（2）CT：用于排除引起阻塞性和慢性实变的恶性病变。

2.方案建议

（1）胸片：后前位/前后位、侧位。

（2）CT：①气腔病变特征描述；②发现肿瘤性病变；③评估辅助表现。

# 二、鉴别诊断

## （一）感染

1.肺炎

（1）细菌瘤。

（2）真菌。

（3）病毒。

## （二）恶性肿瘤

1.肺黏液腺癌

（1）可表现为不消退的肺炎。

（2）单发或多发，出现磨玻璃样和（或）实变影。

（3）可有纵隔和（或）肺门淋巴结肿大。

2.肿瘤引起的阻塞性实变

（1）肿瘤阻塞主支气管。

（2）阻塞后实变和肺体积减小。

（3）肿瘤。①鳞癌。②类癌。③小细胞肺癌：淋巴结肿大或直接浸润导致支气管阻塞。

（4）淋巴瘤（原发性和继发性）。

## （三）其他疾病

肺泡水肿。

肺泡出血。

脂质性肺炎。

肺缺血或梗死。

球形肺不张。

## （四）先天性病变

肺隔离症。

# 第六节　肺上沟瘤

## 一、影像表现

## （一）一般特征

1.最佳诊断线索

（1）肺尖肿块。

（2）肋骨破坏（第1～3肋骨）。

2.定位

（1）肺尖。

（2）肺上沟不同腔隙内有不同解剖结构。

①前方：锁骨下静脉。

②中间：a.锁骨下动脉；b.上、中、下臂丛干。

③后方：臂丛根。

3.大小

变化不一。

4.形态

表现为软组织肿块，肺尖帽，不对称肺尖软组织增厚。

## （二）X线表现

肺尖肿块：占2/3。

不对称单侧肺尖帽：占1/3。

骨骼浸润/破坏：肋骨、椎体。

## （三）CT表现

1.CT平扫

（1）明确肿块存在。

（2）软组织肿块：①椎间孔受累；②椎管受累。

（3）评估邻近骨骼浸润/破坏。

（4）评估转移情况：①肺；②胸膜；③胸壁；④上腹部。

2.CT增强扫描

（1）评估血管受累情况：①包绕锁骨下血管；②包绕其他纵隔血管。

（2）评估淋巴结受累情况：

①$N_0$：无淋巴结侵犯。

②$N_1$：同侧肺门淋巴结。

③$N_2$：纵隔淋巴结。

④$N_3$：对侧肺门/纵隔淋巴结，同侧/对侧颈部或锁骨上淋巴结。

3.PET/CT

肿瘤累及部位$^{18}$F-FDG高摄取：原发性肿瘤；淋巴结及远处转移；治疗后原发性肿瘤持续存在或复发。

（四）MRI表现

1.$T_1$WI

（1）矢状位：①$T_1$神经根位于第1肋骨头和颈下方；②累及$T_1$神经根是外科手术禁忌证。

（2）轴位：①评估椎间孔、神经根、椎管受累情况；②评估锁骨下血管受累情况。

（3）冠状位：评估病变上下累及范围。

2.$T_1$WI+C

（1）评估锁骨下血管受累情况。

（2）评估病变椎间孔内累及范围。

（3）区分放疗、化疗后的纤维化及肿瘤残留和复发。

（五）影像检查建议

1.最佳检查方法

$T_1$WI矢状位：能提供更多解剖细节。

2.方案建议

$T_2$WI矢状位：3 mm层。

## 二、鉴别诊断

（一）其他恶性肿瘤

1.肺转移

（1）肺尖孤立性病变少见。

（2）有原发恶性肿瘤。

（3）多发性的肺和（或）胸膜肿块。

2.胸膜转移

（1）肺尖孤立性病变少见。

（2）有原发恶性肿瘤。

（3）多发性的肺和（或）胸膜肿块。

3.浆细胞瘤

肋骨或椎体膨胀性病变。

4.恶性胸膜间皮瘤

（1）肺尖局限性胸膜增厚少见。

（2）同侧环形结节状胸膜增厚。

（3）石棉接触史；胸膜斑，占1/4。

5.淋巴瘤

（1）淋巴结肿大。

（2）可表现为孤立的胸膜或胸壁肿块。

（二）炎症/感染性病变

1.结核

（1）肺尖病变常伴随空洞。

（2）肺上叶体积缩小。

（3）胸腔积液或胸膜增厚。

2.诺卡菌病

（1）哮喘、支气管扩张、慢性阻塞性肺部疾病或免疫缺陷病史。

（2）慢性实变伴或不伴胸壁累及；脓肿或蜂窝织炎（自溃性脓胸）。

3.放线菌病

（1）牙列不良，感染性口咽分泌物误吸。

（2）慢性实变：坏死低密度区伴边缘强化。

（3）胸膜增厚、脓胸。

（三）其他原因

炎性假瘤（浆细胞性肉芽肿）。

锁骨下动脉瘤。

# 第六章　肺部良性病变影像学

## 第一节　肺脓肿

### 一、概述

肺脓肿是由多种病原菌引起的肺部化脓性感染。早期为化脓性肺炎，继而发生坏死、液化和脓肿形成。发病男多于女。临床特征为高热、咳嗽，脓肿破溃进入支气管后咳出大量脓痰。X线及CT显示含气液平面的空洞为其特征。自从抗生素应用以来，肺脓肿的发病率已显著降低，咳大量脓臭痰的病例目前已不多见。

### 二、病因与病理学

急性肺脓肿的致病菌最常来自上呼吸道、口腔的常驻菌，包括厌氧、需氧和兼性感染。其病原菌随致病的途径和机体的状态而有所区别。吸入性肺脓肿的厌氧菌感染率在80%以上，其中有一半为兼性感染；气道阻塞引起者多为混合感染；膈下和肝脓肿侵犯者多为大肠杆菌、粪链球菌、阿米巴原虫等感染；血性播散者则多为葡萄球菌感染，也有链球菌感染。

### 三、临床表现

急性肺脓肿发病急剧，有高热、寒战、咳嗽、胸痛等症状。发病后一周左右可有大量脓痰咳出，有腥臭味，放置后可分三层，有时痰中带血。患者全身中毒症状较明显，有多汗或虚汗症状。白细胞总数显著增多。

由厌氧菌引起的肺脓肿起病比较隐匿，呈亚急性或慢性发展过程，多数患者仅有低热、咳痰。慢性肺脓肿临床上以咳嗽、咳脓痰或脓血痰、胸痛、消瘦为主要表现，白细胞总数可无明显变化。

## 四、实验室检查

### （一）一般检查

血白细胞总数增加，可为（20～30）×$10^9$/L，中性粒细胞在90%～95%。痰呈脓性、黄绿色，可夹血，留置分层。慢性肺脓肿者白细胞计数无明显增高，可有轻度贫血。红细胞沉降率多增高。

### （二）病原学检查

由于咳出的痰受口腔定植菌的污染，因此较理想的方法是避开上呼吸道直接至肺脓肿部位或引流支气管内采样，立即做涂片染色检查及直接做需氧和厌氧的培养。并发脓胸时，可将脓液做细菌培养。血源性肺脓肿者血培养可发现病原菌。

## 五、影像学表现

### （一）X线表现

X线表现依据病变类型、病变长短、支气管引流情况、纤维组织增生程度，以及有无胸膜并发症而不同。在急性化脓性炎症阶段，胸片上呈大片状的致密阴影，密度较均匀，边缘模糊（图6-1、图6-2）。如发生血源性肺脓肿则表现为肺内的绒毛状多发结节，如发生坏死形成空洞则表现为肺内的多发性、感染性空洞。

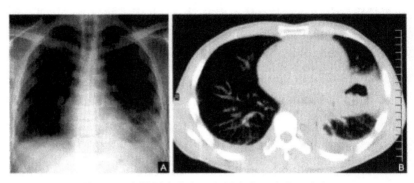

**图6-1　有糖尿病病史，左侧胸痛、咳嗽、咳痰**

注：胸部平片（A）见左下肺大片实变影，中心可见略低密度影，边界清楚，有液平面；CT（B）显示厚壁空洞，洞外壁部分边缘模糊，空洞内壁略不光整，液体密度欠均匀，左侧胸膜腔积液

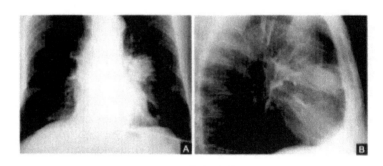

**图6-2　左上叶脓肿**

注：正位胸片（A）显示左肺门肿块影，边缘较模糊，肿块上部隐约可见小低密度影；侧位片（B）显示胸骨后肿块影，上部可见小空洞

　　炎症进一步发展，由于实变中心的肺组织坏死、液化而局部密度减低。坏死物排出后并有空气进入，则有空洞形成，在致密的炎症阴影中有透光区出现。空洞内壁光滑或高低不平，空洞中可见液平面。有时在致密的炎性浸润影中，出现多个小的透亮区，再融合成一个大的空洞。也可有多房性空洞改变，立位胸片示一个炎症区域内有多个高低不一的液平面。为了显示炎症阴影中的空洞，在摄片中应注意加深曝光。若引流支气管阻塞，形成张力性空洞，X线表现为囊样透光区，可压迫周围肺组织。

　　有些患者在肺脓肿同侧的肺门或（和）纵隔可见淋巴结肿大。病变好转显示肺脓肿空洞内容物及液平面逐渐减少、消失。肺脓肿痊愈后可以不留痕迹，或留有少量的纤维条索影。若病程中坏死的肺组织多，则脓肿愈合后可见患侧肺体积缩小的表现。

急性肺脓肿可伴有少量胸腔积液或肺脓肿邻近胸膜增厚，也可因肺脓肿破入胸腔而引起脓胸或脓气胸，常呈局限性。当急性肺脓肿逐渐向慢性过渡时，空洞外围的急性炎症被吸收，纤维组织增生，所以外缘逐渐变清楚，空洞内壁界线也更为清楚。空洞呈圆形或椭圆形，有时呈不规则形，空洞内常有液平面。若病灶经支气管播散，则在其他肺野可见炎性病灶，其中有的病灶也可坏死、液化而有空洞出现。少数空洞的引流支气管完全阻塞，致液化物滞留干涸，在胸片上显示为团状致密影，其中没有或只有很小的空洞。

（二）CT表现

病变早期表现为较大片状高密度阴影，多累及一个肺段或两个肺段的相邻部分，肺窗上病灶胸膜侧密度高而均匀，肺门侧密度多较低且不均匀，病灶邻近叶间胸膜处边缘清楚锐利，其他处则边缘模糊。纵隔窗内可见空气支气管征。病灶坏死液化呈低密度，坏死物经支气管排出后形成空洞，其内可见液-气面或液-液面。新形成的空洞内壁多不规则，慢性肺脓肿洞壁增厚，内壁清楚，但一半不规则或形成多房空洞。增强检查显示病灶内未坏死部分不同程度地强化，而坏死区不强化，因此可较早发现坏死部分。如形成脓肿壁，可见明显的环状强化，慢性肺脓肿周围可有较广泛纤维条索影和胸膜增厚，支气管走行不规则，可有支气管扩张和肺气肿表现。

血源性肺脓肿多为两肺多发性结节影或片状密度增高影，边缘模糊。其内液化坏死呈低密度，或出现空洞。可并发胸膜病变。

（三）MRI表现

肺脓肿早期，肺内可见$T_1WI$上呈中等信号，$T_2WI$上呈高信号的大片状影。空洞内气体呈极低信号。液体在$T_1WI$上呈低信号或中等信号，在$T_2WI$上呈高信号。MRI能敏感地显示脓胸。

## 六、影像学鉴别诊断

### （一）急性肺脓肿

肺脓肿表现为大片状致密影，中央可见局限性低密度区，随病变发展，其内可形成空洞，伴有液-气面或液-液面，洞壁内缘光滑。结合临床起病急，有高热、寒战、吐脓痰或脓血痰、白细胞计数升高等表现可诊断为急性肺脓肿。肺脓肿在早期尚未坏死液化形成脓腔时，其影像学表现与大叶性肺炎相似，二者需进行鉴别。大叶性肺炎按肺叶分布，肺脓肿则可跨叶分布，CT增强检查显示中央相对低密度和强化明显的脓肿壁，有助于肺脓肿的诊断。

### （二）慢性肺脓肿

慢性肺脓肿形态不规则，洞壁较厚，应注意与肺结核空洞、支气管肺癌空洞和支气管囊肿继发感染鉴别。

### （三）支气管肺癌

肺癌空洞壁厚薄不均，内壁呈结节状凸凹不平，外缘可呈分叶状，常可见毛刺。

### （四）支气管囊肿继发感染

肺囊肿呈圆形，囊壁薄而光滑，常伴液平面，周围无炎性反应，患者无明显急性毒性症状和咳嗽。

## 七、诊断标准

第一，患者可有醉酒、昏迷、异物吸入、牙槽脓肿等病史。

第二，起病急骤，寒战、高热、咳嗽、胸痛，咳大量臭脓痰或脓血痰，少数咯血。

第三，胸部叩诊呈浊音，呼吸音减低或增强，可闻湿啰音或管状呼吸音。

第四，急性期外周血白细胞总数增多，中性粒细胞比例增高。

第五，胸部X线片可见肺部大片浓密炎症影，其中有透亮区及液平面；血源性肺脓肿可见一侧或两侧肺多个小片状阴影，其中可见小空洞或液平面。并发脓胸者可有胸腔积液征。

第六，痰培养及厌氧菌培养可呈阳性。

符合第1～5项即可临床诊断肺脓肿。

# 第二节　肺部真菌性感染

## 一、组织胞浆菌病

### （一）概述

组织胞浆菌病是由荚膜组织胞浆菌（又称美洲型组织胞浆菌）感染所致的疾病。该病流行于北美，我国报道较少。主要侵犯网状内皮系统，如肝、脾、淋巴结和骨髓、肺、皮肤、鼻咽黏膜及全身各脏器。除此之外，组织胞浆菌还有腊肠组织胞浆菌、鼠组织胞浆菌、杜波组织包浆菌3种。前两个菌种是动物致病菌，后者是人类致病菌，是由荚膜组织胞浆菌的杜波变种引起的，原发于皮肤、皮下组织及骨组织的肉芽肿性及化脓性损害，很少侵犯肺。

### （二）病因与病理学

1905年巴拿马病理学家德林（Durling）首先发现组织胞浆菌，1934年正式命名。该菌在鸟类或蝙蝠粪便污染的土壤中生长，环境不利时，形成孢子悬浮在空气中，被人体吸入肺泡，形成寄生性酵母菌，在细胞内发芽繁殖而致病，潜伏期为14天。肺组织胞浆菌感染可表现为慢性非特异性肉芽肿及坏死灶，其中，肉芽肿主要由组织细胞组成，其他还有多形核巨细胞、淋巴细胞。在巨细胞和吞噬细胞内可查到病原菌。病变的愈合方式为纤维化和钙化。

组织胞浆菌病的传播方式通常被分为局限性（原发性）和播散性两类。前者多发生于成人，预后较好。后者主要见于儿童，症状较重，病变分布广泛。根据组织胞浆菌病的发病部位又将其分为原发肺组织和原发皮肤黏膜两类。

在我国，鸡舍、鸟巢及蝙蝠聚集的洞穴是组织胞浆菌的重要传染源，潮湿的土壤含有大量该菌并可以经呼吸道传染给人类。我国病例主要分布于长江流域，南京地区及湖南、湖北、四川均有分布，多数被误诊，并被怀疑与病犬传播有关。当人体吸入含有本菌的孢子后，就会引发肺部感染，对于健康人群，该感染常常不治自愈；对于免疫功能低下者，如恶性病患者、大量使用皮质激素和免疫抑制剂者，肺部感染不仅不能自愈，而且肺部病灶还会通过淋巴或血行播散到全身，在肺及其他组织器官内形成上皮样肉芽肿、结核样结节、干酪样坏死及钙化，其中部分病变可形成空洞，但很少化脓。

肉眼观察，病变肺叶内可见多发蚕豆或核桃大小的结节，结节无包膜，剖面灰白色。镜下观察，肺组织病灶中央有大片坏死，代以大量巨细胞性肉芽肿，并见灶性化脓性坏死与小脓肿形成，其内混杂浆细胞、嗜酸性粒细胞等炎细胞浸润，坏死周边可见大量弥漫组织细胞、多核巨噬细胞，以及少量不典型的朗汉斯巨细胞增生、间质纤维结缔组织增生。

## （三）临床表现

人体吸入该菌孢子后，病原体侵入人体，视患者抵抗力强弱而发病。绝大多数的人常常没有症状，10%～50%的人会发生急性或慢性的肺组织胞浆菌病，而患有免疫缺陷的人群，除肺部感染外，还常伴有全身播散所致的表现及体征。

临床表现通常分为以下4型。

### 1.无症状型

无症状型占本病的90%～95%。在流行区人群中，其组织胞浆菌素皮肤试验通常呈阳性反应，肺部可见许多钙化灶，但追问患者病史，却无明显症状。

### 2.急性肺型

本病的潜伏期视感染病原体的多少、首次抑或二次感染而有所不同，一般为3～21天。临床表现为非特异性，常表现为咽痒、干咳、胸痛、气急、声嘶、畏寒、发热、肌肉痛等上呼吸道感染症状，严重者可出现咯血、发绀、体重减轻，甚至发生呼吸衰竭。

### 3.播散型

播散型的病情较为严重，多见于婴幼儿或免疫功能障碍患者，偶尔也可发生于免疫功能正常者。随着世界范围内HIV感染者和艾滋病（AIDS）患者的日益增多，组织胞浆菌病播散性感染已成为一个较为突出的世界性问题。成年患者中约0.05%发展为播散型组织胞浆菌病，婴幼儿及免疫功能减退人群有4%～27%的发生率。

**4.慢性肺型**

该型最常见于老年人，患者一般都有慢性阻塞性肺部疾病。其中约20%的患者无任何症状。部分患者表现为咳嗽、咳痰、发热、胸痛、咯血、呼吸困难、盗汗、消瘦等，在临床上难以与活动性肺结核或其他肉芽肿病相区别。

**（四）影像学表现**

影像学检查的目的是排除并协助诊断、分型，了解病变侵犯的程度和范围，评价治疗效果。组织胞浆菌病的活动期和愈合期均可在影像学上反映出来。

**1.活动期**

肺部病变由肉芽组织形成肺实质与肺间质的炎性改变，表现为多发散在肺部浸润和肺门淋巴结肿大。肺内病灶形态多种多样，可呈条索状、斑片状、大片状和结节状。具体表现为以下几种类型。

（1）肺炎型：多见于病变早期，表现为间质性肺炎、细支气管炎（图6-3）、小叶或大叶性肺炎（图6-4）。病变为双肺野散在分布，边缘模糊，常呈小叶性或节段性肺炎改变，以胸膜下为多见，范围可波及整个肺叶或肺段，内部可出现空洞。当波及整个肺叶时与大叶性肺炎难以区分。病灶在双上肺野时，类似肺结核，在中下肺野时与支气管肺炎相仿，如有空洞形成则颇似肺脓肿，内壁光滑，壁外有渗出。增强扫描病变轻度强化，强化幅度为20～30 HU。

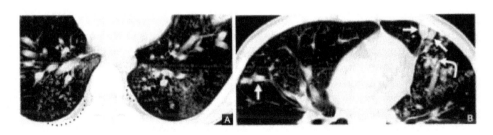

**图6-3 组织胞浆菌病**

注：图A示双肺下叶网格状影，细支气管增粗呈树丫状（圆圈内）；图B示右肺中叶、左肺上叶舌段实变影沿支气管走行（直箭），支气管内壁光滑（弯箭）

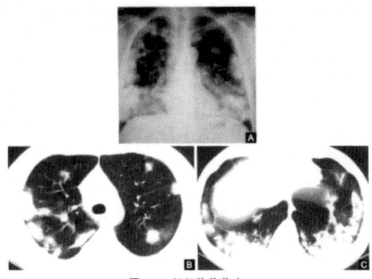

图6-4　组织胞浆菌病

注：胸片（A）示两肺外周带散在大小不等结节、肿块，两下肺斑片状及大片状渗出实变影；CT示结节多位于胸膜下，形状各异，边缘可见毛刺（B），两下肺团片状实变影（C）

（2）结节型：病变进一步进展，逐渐形成单发或多发的圆形或卵圆形致密影，大小通常为0.5～2 cm，密度均匀，边界清楚，边缘可出现毛刺及晕征。体积较大的结节状病变可呈单个或多发的肺内球形影，散布于两肺野中内带，类似原发性或转移性肺肿瘤，可形成空洞，亦可有斑点状、环形钙化。增强扫描轻度强化。组织胞浆菌侵及胸膜可引起胸膜炎，形成胸腔积液或胸膜增厚、粘连，甚至累及肋骨。

（3）粟粒播散型：双肺弥漫散在粟粒样结节，以中下肺野内中带分布为主，密度均匀，圆形，大小为1～4 mm，体积较大者分布稀疏，较小者分布密集，但极少发生融合。病灶间肺组织正常，数年后肺组织可发生纤维化或钙化。

（4）淋巴结肿大型：淋巴结肿大可与肺内病变并存或单独出现。

2.愈合期

肺炎型的改变一般均能逐渐被吸收而不留痕迹，而结节型、粟粒播散型及淋巴结肿大型的愈合常表现为纤维化和钙化。钙化的结节大都呈圆形或椭圆形，边缘光滑、致密。

（1）肺内改变：通常为致密的圆形钙化灶，密度很高，颇似支气管造影后碘油存留，边缘锐利，周围可有条索影。根据其表现形式分为结节型钙化和粟粒播散型钙化。结节型钙化表现为两肺散在分布的圆形致密影，其大小不等，小的如针尖，大的如豆粒（0.1～4 cm），边界清楚。粟粒播散型钙化的结节灶，常表现为双肺弥漫分布的大小相近的结节，其大小通常在0.2～0.5 mm，密度均匀，边缘光滑锐利，中下肺野分布均匀，肺尖较稀少，颇似支气管造影后碘油存留。

（2）肺门改变：肺门阴影增大、增宽、增浓，并有淋巴结蛋壳样钙化。

（3）胸膜改变：本病可引发少量胸腔积液及胸膜增厚。

与胸片相比，CT可以发现病灶内的小空洞、钙化、周围的晕征等改变，对纵隔淋巴结的显示清晰准确，有助于本病的分期。值得注意的是，各种类型的病变常常同时存在于一个患者的肺内，只是以某一种表现为主。

3.PET/CT

由于组织胞浆菌病的肺内病变是由肉芽组织形成的，内包含炎细胞、巨噬细胞，因此与结核一样在$^{18}$F-FDG检测中可呈阳性反应，应注意与良性肉芽肿性病变和肺癌的区别。

（五）疾病诊断

无论有或无临床症状，组织胞浆菌病的胸部X线片和CT片的特征均为多发性病灶，散布于单侧或双侧，具体表现为粟粒样结节、肺炎浸润性或结节状病灶，少数呈慢性空洞性改变，肺门淋巴结往往有肿大。由于这些表现不具有特异性，且这些影像学表现更常出现于结核中，故当出现上述影像学表现时，除首先考虑结核外，还应注意与组织胞浆菌病鉴别，如遇到以下情况应考虑为该病的活动期。

肺内改变与临床症状不成比例，二者不相对应，肺内病变类似结核或炎症，但抗炎、抗结核治疗无效，多次痰结核菌检查阴性。

除肺内改变外，还伴有肝脾肿大、全血减少等症状。超声、CT及MRI检查显示肝脾轻度肿大。

当发现胸壁瘘管、肋骨破坏和皮肤霉菌病时，可进一步做组织胞浆菌素皮肤过敏试验，若阳性即可确诊。

（六）影像学鉴别诊断

本病临床诊断较难，易与结核病混淆，孤立性结节阴影需与肺癌鉴别。表现为肿块者进展快，分叶征、毛刺征不典型，无胸膜受侵征象，周围有小结节灶是本病的特点。本病常需要与以下疾病相鉴别。

1.急性粟粒型肺结核

急性粟粒型肺结核的粟粒病灶均可分布于全肺，增殖性病灶边界清楚，渗出性结节边界模糊且有融合倾向。结节钙化后呈不规则状，与组织胞浆菌病的分布不均匀、圆形、边缘光滑整齐的结节完全不同。

2.支气管结石

支气管结石的临床表现多为反复咯血，伴发咳出豆粒大结石，结石形态不规则，大小不一，多沿支气管分布，以下肺野多见。

3.肺泡微石症

肺泡微石症患者常有家族史，高度密集的鱼子样的白点状结石影分布于全肺野，以中下肺野内带最密集，心外缘和肺纹理不显示，形似火焰，且多伴有胸膜和心包膜钙化，膈肌影不清。

4.肺实质钙化

风湿性心脏病患者，其肺内可出现钙化结节影，散在分布于下肺野，体积较大，密度不高，形状不规则，与组织胞浆菌病圆形、边缘光滑的钙化不同。

5.硅肺结节钙化

硅肺结节钙化的分布特点为，两肺中下肺野多见，常伴有肺门淋巴结蛋壳样钙化，钙化形态不规则，结合有粉尘接触的职业病史，诊断时并不难区别。

## 二、肺曲霉病

（一）概述

肺曲霉病是一种由曲霉引起的感染性、进展性、变态反应性疾病。曲霉病是真菌感染中最常见的一种，人体各器官几乎均可受累，但以肺和鼻旁窦常见。肺曲霉病临床可以分为4型：曲霉球；慢性坏死型曲霉病；侵袭性肺曲霉病（IPA）；变应性支气管肺部曲霉病。

## （二）病因与病理学

自然界有200多种曲霉，但是仅仅有10种左右可以致病，常见的致病菌株是烟曲霉、黄曲霉和黑曲霉。其中，烟曲霉最为重要，这种真菌比其他真菌生长快，其微小的芽孢可深入侵犯肺部，而且可耐受不利的大气环境。烟曲霉还可通过释放蛋白酶，造成严重的肺部病变。曲霉对恶劣环境的耐受性极强，在外界环境中普遍存在，可见于土壤、水和多种腐烂的有机物中。在秋冬和阴雨季节，当储藏物品或谷草发热霉烂时，大量吸入可引起本病的急性发作。

曲霉属为有菌丝的微生物，它们以有隔膜的菌丝形式存在于自然界和受感染的哺乳动物组织中，其菌丝直径为5 μm，呈锐角形双分支结构，分支结构常为手指状。导致感染的结构为分生孢子，它们一旦进入下呼吸道便变成曲霉，如果局部条件允许，就会变成侵入型菌丝。

人体防御的第一道防线——巨噬细胞，可杀灭分生孢子。防御的第二线由中性粒细胞组成，可清除菌丝体。体液免疫在防御真菌中作用不显著。

曲霉通过呼吸道侵入机体，其病变类型取决于机体的免疫状态，肺部的侵犯是通过支气管树和肺泡直接侵入，以后者更常见；血管的感染导致血源性播散，引发血管炎和血管栓塞，导致肺梗死、出血和坏死。

当曲霉侵入肺组织后，引起组织坏死，形成局限性曲霉肉芽肿，坏死组织咳出后出现空洞，菌丝继续在破坏的肺组织空洞内繁殖并继续引起组织坏死。这些菌丝混合碎屑形成了菌球。曲霉一般仅局限在空洞内部，不会侵犯周围肺实质和肺血管。有10%的病灶未经过治疗也可以缩小甚至自然溶解，有少数病例也会逐渐增大，使病变进展。

## （三）实验室检查

### 1.微生物学检查

血培养对于IPA并无诊断价值，因为极少能从中分离得到曲霉。呼吸系统培养尚有些作用。可获得的呼吸系统标本从痰到支气管镜所取标本（支气管肺泡灌洗液、支气管抽取物或保护性毛刷）。下呼吸道标本的培养对于分离曲霉阳性率为60%。尽管直接检查标本因敏感性低而仍存在争议，但可提高早期诊断水平；应用荧光增白剂染色可使准确率达到70%。在易感个体的下呼吸道中分离到该病菌，可能是真菌侵入性感染的证据。

2.血清学检查

对流免疫电泳、免疫荧光法和补体固定试验可用于检测曲霉属抗体。然而，这些检查都需要正常的宿主免疫应答，而在免疫抑制患者中，免疫应答常常缺失，导致该方法的使用价值受到限制。文献报道检测循环的半乳甘露聚糖抗原更有应用前景。

最近研制开发的β-D-葡聚糖试验（G试验），使得诊断的敏感性有所提高，但缺乏特异性，因为有些真菌也有这些抗原（如念珠菌及其他真菌）。目前，聚合酶链反应（PCR）已被试验用于检查IPA患者。在血液标本中，PCR的敏感性和特异性约为70%。

（四）影像学表现

1.曲霉球

（1）X线表现：曲霉球是最常见并且认识最清楚的肺曲霉病表现形式。曲霉球经常形成于原有肺空洞或空腔内，常寄生于结核性、肺职业病性、支气管肺癌的空洞、肺大疱、肺囊肿和扩张的支气管内，形成圆形或类圆形致密影（曲霉球），密度均匀，边缘光滑（图6-5）。部分病灶周围有渗出、纤维索条影，致病灶边界不清或形状不规则。曲霉球在空洞或空腔内可呈游离的悬钟状，与洞壁之间有一不规则的新月形空隙，此种表现在体层片或CT片中的显示较X线片更为清晰。

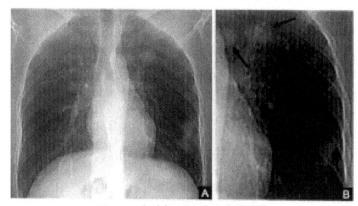

图6-5　免疫抑制治疗后曲霉感染

注：胸片（A）示左肺多发结节，呈类圆形，边缘清楚，密度均匀（B）

（2）CT表现：CT扫描能够详细地显示曲霉球的形态、密度及动态变化特点。通常情况下，曲霉球呈圆形或椭圆形结节，部分形态不规则或呈分叶状，边缘清楚。多数结节密度均匀，少数密度不均，可出现点状钙化或条索状、海绵状或蜂窝状影。病灶多为单发，也可多发。曲霉球典型的特点为空洞或空腔与曲霉球之间可见裂隙样透光区，该透亮影可环绕曲霉球一周，也可存在于曲霉球的一侧，边缘可以光滑，也可以凹凸不平。当透亮影环绕曲霉球一周时，称气环征；当透亮影位于曲霉球一侧时，称"海蚌含珠征"或"空气新月征"，或"新月征"，还有研究者将边缘不光滑的气腔影称为"空气串珠征"。由于曲霉球游离于空腔或空洞之内，故能随体位的变动而活动，此点具有特异性。除曲霉球的特点外，肺内还能看到结核等原发病变的一些特点，可伴有胸腔积液及胸膜肥厚、粘连。

由于曲霉球内无血管结构，故CT增强扫描病灶不强化，此点可以与肺癌和结核空洞相鉴别。此外，曲霉球在形成的初期，菌丝向洞壁生长形成小结节。故CT检查亦可以为该病提供早期影像诊断依据。

2.慢性坏死型曲霉病

慢性坏死型曲霉病最常见的征象为上叶或下叶背段斑片状渗出实变性阴影，或多发结节影，或两者混合存在。可形成空洞，空洞壁较厚，内壁可见微结节，随着病变的进展，空洞有逐渐增大的趋势。仅有半数的患者可以看见典型的曲霉球样阴影。病变早期即可见邻近胸膜增厚。

3.侵袭性肺曲霉病

IPA是常见的曲霉感染类型，其影像学表现特点是多种病变性质共存，既有渗出性病变，也可以有小结节、中结节病变，还可以出现细支气管病变，或者合并出现空洞性病变。其分布特点没有特别的规律可循。如果肺内表现为多种病变性质，加之有曲霉感染的高危因素，应该考虑到本病的可能。本型的病理特点是曲霉侵袭并破坏肺小血管和（或）支气管而引起的出血性肺梗死。胸部平片表现无特异性。早期常表现为两肺多发边缘模糊的结节影，大小为1~2 cm，多位于两肺外带，随着病变进展，结节影逐渐清晰，且有融合趋势。病变中晚期，常表现为两肺中下叶散在的片状、类圆形或团块状阴影，部分可见空洞形成。此型曲霉病胸膜渗出比较少见。

CT尤其是高分辨率CT（HRCT）扫描对本病的早期诊断有很大的帮助。

HRCT可以提供更多更详细的病变信息。典型的CT表现是肺内多发的结节影，以及围绕结节周围的略低于结节密度而又高于肺实质密度的环行带状区，该密度类似于磨玻璃样，称为"晕征"。其病理基础是出血性肺梗死引起结节中心的凝固性坏死，相邻肺泡出血使结节周围可见出血性边缘。结节合并晕征见于40%～69%的早期病例，虽然也可见于念珠菌病、巨细胞病毒性肺炎、毛霉感染和肺转移瘤，但最常见于IPA早期，而且随着病变时间的推移而逐渐减少。当晕征不典型时，在CT图像上表现为结节边缘模糊毛糙。

楔形影可见于毛霉病、细菌性肺炎或肺出血等疾病，但主要见于IPA早期。表现为以胸膜面为基底的实变影，边缘模糊，与栓塞性肺梗死相似。病理基础为出血性肺梗死。楔形实变可单独出现，也可合并结节影和（或）晕征。

此外，IPA早期尚可呈现小斑片状、片状磨玻璃样致密影，但常常表现为非特异性的，与支气管肺炎、病毒性肺炎等的CT表现相似。这是IPA气道播散的表现。

4.变应性支气管肺部曲霉病

X线表现：变应性支气管肺部曲霉病（ABPA）是由曲霉抗原引起的变态反应，其病理改变为嗜酸性粒细胞浸润性肺炎和肉芽肿形成，支气管管壁炎性增厚、扩张或伴有黏液嵌塞。胸部平片早期可能正常，随着病变进展或者加剧，可以出现游走性、一过性的局限性片状渗出影，该影在CT上常表现为分叶状、分支状、长条形、圆形，其内密度较均匀，边缘光滑锐利，此为扩张的支气管内充满黏稠的痰栓所致。黏液栓的典型表现为高密度的圆形或支气管铸型征，HRCT对此更为敏感，表现为"指套样""Y形""V形""牙膏状"，此种表现可以暂时存在，亦可保持数月，与肺内血管影相似或者较粗，但增强扫描不强化。当囊内有栓子不完全充填时，出现新月形充气征，黏液栓偶尔也可以看到钙化。当病变累及细支气管时，可出现"树芽征"。

黏稠的痰栓还可引起局部性的阻塞性肺炎、肺不张或过度通气。痰栓咳出后阻塞性肺炎、肺不张和过度通气的征象消失，但可残留支气管管壁异常增厚、扩张。这种支气管扩张多呈囊状，此为ABPA的确诊证据之一。

当疾病处于活动状态时，肺内斑片状渗出影可以反复出现，多见于两上肺，但常常因黏液栓的支气管堵塞导致病变不易扩散，较为局限。激素治疗有效。此后，支气管壁增厚可以表现为轨道征、平行线征等。随着病变的进展，可以出现细支气管扩张和肺纤维化。

## （五）诊断标准

1.曲霉球

痰培养的阳性率只有50%，但几乎所有患者血清IgG抗体均呈阳性。曲霉抗原皮试速发型反应阳性，仅仅有助于少数患者的诊断。采用纤维支气管镜在病变部位直接进行抽吸分泌物或灌洗液培养，对定性诊断有帮助。

2.慢性坏死型曲霉病

该病的诊断需要组织学证据，一般的诊断标准如下。

（1）临床症状和影像学检查特点符合该病的表现。

（2）痰培养离心分离出曲霉，或是支气管镜活检找到曲霉，深部痰连续3次直接镜检见曲霉菌丝及芽孢且培养得到同一型的曲霉，支持肺曲霉病的诊断。病理活检发现菌丝及组织培养得到曲霉是确诊的"金标准"。血清学方法如半乳甘露聚糖检测及PCR技术由于敏感性较低，临床应用价值有限。

（3）排除其他类似的病变，如活动性肺结核、分枝杆菌感染、慢性空洞性组织胞浆菌病或球孢子菌病等。其他非特异性的实验室检查包括血清IgG抗体测定（阳性率大于90%）和曲霉抗原皮内试验。

3.侵袭性肺曲霉病

该病诊断较为困难，死亡率高达85%。临床上如果高危患者出现发热、咯血、肺部浸润伴特征性影像学改变，应高度怀疑侵袭性肺曲霉病的可能。

4.变应性支气管肺部曲霉病

在美国感染病学会2008年发布的曲霉病的诊治指南中，变应性支气管肺部曲霉病的诊断依据包括7项主要标准和4项次要标准。

（1）主要诊断标准：①支气管阻塞症状发作（哮喘）；②曲霉抗原皮试速发型反应阳性；③曲霉血清特异性沉淀素测定阳性；④外周血嗜酸性粒细胞增多；⑤血清总IgE抗体滴度水平＞1000 ng/mL；⑥肺内有游走性或固定性肺部浸润影；⑦中央型支气管扩张。

（2）次要诊断标准：①痰涂片和（或）培养多次找到曲霉菌；②有咳出棕褐色痰栓或颗粒史；③血清曲霉特异性IgE抗体增高；④对曲霉抗原存在Ⅲ型过敏反应（皮肤延迟反应，即Arthus现象）。

变应性支气管肺部曲霉病可以逐渐从急性激素敏感性哮喘发展至激素依赖性哮喘，再发展至纤维性终末期肺病，形成蜂窝肺。

## 三、肺毛霉病

### （一）概述

肺毛霉病为罕见的机会菌感染。正常情况下，肺毛霉可存在于正常人口腔和鼻咽部，一般情况下不致病。当机体免疫功能降低时，该菌可侵入支气管和肺，产生急性炎症，并经血行播散至脑和全身各脏器，也可通过吸入孢子而致病。原发性感染罕见。近10年来肺毛霉病发病增加。尸检确认感染率为6.8%。常见的感染途径为环境中孢子吸入。

### （二）病因与病理学

毛霉病又称藻菌病、接合菌病，由毛霉菌目的根霉菌属、毛霉菌属、根黏菌属、犁头霉菌属、被孢霉菌属及丝状霉菌属引起，多数呈急性发病，少数为慢性感染，可累及脑、鼻、肺、胃肠道、皮肤及其他组织和器官，甚至可血行传播至全身。

临床上以毛霉和根霉较为常见，可导致毛霉病、蜂窝织炎。毛霉为有机物质的腐生菌，广泛存在于土壤及食物中，其生长迅速，能够形成大量的孢子，很容易进入呼吸道，也存在于正常人口腔和鼻咽部，一般情况下不致病。根霉为条件致病菌，通常对人体无害，食用甜酒药及糖化饲料就是选用此菌制备的，可引起食品霉变，也可导致实验室污染。

毛霉毒力很弱，机体对这些真菌有很强的免疫力。当机体抵抗力极度低下时可致病，病程短，发展快，平均病死率高达90%。糖尿病、恶性血液病，以及激素及免疫抑制剂、大量抗生素的使用均能诱发本病。文献报道，肺毛霉病中，32.2%合并控制不良的糖尿病，尤其是合并酮症酸中毒者。

患者吸入毛霉孢子后，菌丝可穿透支气管壁侵袭血管壁和血管腔（主要侵犯大、小动脉），形成血栓和栓塞，导致组织缺血、出血性梗死和坏死炎症。毛霉孢子在健康人呼吸道被肺巨噬细胞清除。当白细胞缺乏、吞噬细胞功能受损和酸中毒时，毛霉孢子的清除受到影响，从而导致机体容易受到该菌的侵犯而发病。

大剂量糖皮质激素的应用降低了白细胞趋化和吞噬能力，影响淋巴细胞结构和功能，抑制了干扰素形成和利用，因而增加真菌感染的机会。

## （三）实验室检查

痰液直接涂片或培养找到毛霉，或病理组织切片中发现血管壁内菌丝即可确诊。临床上怀疑毛霉感染时，应将标本送培养。由于其为腐生菌，若从坏死组织、痰、支气管肺泡灌洗液等中培养分离出该菌，则应该慎重考虑，但若为糖尿病患者或免疫抑制患者，则培养为阳性很有意义。

目前获取毛霉的手段有多种，痰培养是较简便的方法，但需连续3次以上培养阳性才能确诊。而在无菌条件下经由纤维支气管镜、外科手术、开胸活检、经胸壁针吸和支气管肺泡灌洗液等手段获取的标本分离出毛霉即可确诊，如果同时有病理学证据更有意义。

CT引导肺穿刺活检诊断肺霉感染的敏感性为80%，阳性预测值为100%。组织切片中，本菌应与曲霉和念珠菌鉴别，毛霉粗大、无隔和直角分叉的菌丝具有特征性。

## （四）影像学表现

### 1.X线表现

X线特点是发展迅速的进行性肺浸润影或肺梗死影，表现为渗出性阴影和软组织密度的肿块影（图6-6），形态不一，后者与肺部肿瘤有时难以鉴别。少数呈小结节状阴影。可见空洞形成，各叶均可受累，类似普通肺炎。可伴胸腔积液。X线胸片未见异常者占19%。文献上已有少数慢性局限性肺毛霉的病例。在支气管扩张或慢性空洞性肺部疾病手术切除的肺标本中，偶尔发现"毛霉球"。

### 2.CT表现

CT常见表现为单发或多发渗出性阴影和（或）软组织块影，形态各异，渗出影多呈段性或叶性分布，内可见含气的支气管影。肿块性病变周围常常伴有渗出，形成边缘模糊的磨玻璃样密度影，称为"晕征"，当病变呈慢性经过时，结节周围渗出吸收，边缘可光滑锐利。肿块密度均匀，可形成空洞，注射对比剂后病灶呈轻中度强化。偶可见双肺粟粒样结节、支气管扩张，也可见肺小叶间隔增厚、支气管血管束周围间隔增粗、胸膜下线等纤维化征象。肺毛霉病的影像表现多种多样。肺毛霉病在非AIDS患者中，以肺部渗出性改变最为常见，在AIDS患者中则以双肺多发粟粒样结节影为特点。肺毛霉病还可以累及胸膜及纵隔，导致胸腔积液、胸膜肥厚、心包积液等改变，纵隔淋巴结可肿大、钙化。

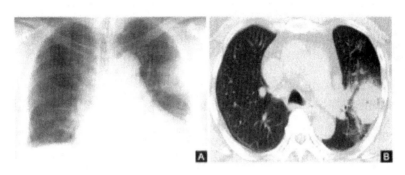

**图6-6　白血病治疗后毛霉感染**

注：胸片（A）示左侧胸壁软组织肿块影，密度均匀，边缘光滑，与侧胸壁广基底相连，左侧肋膈角消失；CT（B）示肿块位于肺内，内部可见点状低密度影，边界不清，周围渗出形成晕征，右侧可见胸膜下线影

### （五）诊断标准

诊断的金标准是病理组织活检中见到典型的菌丝。临床表现呈非特异性，诊断需依靠标本中发现特征性的菌丝及其病理改变。痰培养需连续3次以上培养阳性才能确诊。在无菌条件下经由纤维支气管镜、外科手术、开胸活检、经胸壁针吸和支气管肺泡灌洗液等手段获取的标本中分离出毛霉菌即可确诊，如果同时有病理学证据更有意义。

### （六）影像学鉴别诊断

毛霉病需要与暴发性细菌性肺炎、病毒性肺炎和肺肿瘤及其他霉菌尤其是曲霉感染鉴别。如果合并鼻窦炎、多发结节和胸腔积液，多支持毛霉病诊断。

# 四、球孢子菌病

## （一）概述

球孢子菌病，又称裂谷热。因机体吸入粗球孢子菌的孢子而发病。本病的流行区域主要是半干旱的美国西南地区，尤其是加利福尼亚州、亚利桑那州、得克萨斯州西部及新墨西哥州，以及墨西哥和美国西部边界，中美洲及南美洲的沙漠地区（如阿根廷、委内瑞拉、巴拉圭）也有流行。在流行区域，该病的发生率为2%～5%。对感染的免疫力降低是本病的诱因。该真菌毒力强，即使在流行区域短暂停留也可能被感染。

## （二）病因与病理学

肺球孢子菌病由韦尼克（Wernicke）和波萨达斯（Posadas）于1892年首次报道。1896年里克斯福德（Rixford）和吉尔克里斯特（Gilchrist）发现病原菌为原虫样，因而命名为粗球孢子菌。该菌在土壤中繁殖，有两种形态：土壤中的分节孢子的菌丝体相和感染组织中的孢子内小球相。土壤较干燥时分支状的菌丝发展为分节孢子，随时可脱落为单个孢子并在风吹和土壤挖掘时进入空气中传播。分节孢子长3～5 μm，可长期存活。其被吸入人体后，转化为充满孢子的厚壁小球，一旦孢子释放，每个孢子可形成一个新的小球并使感染扩散。在肺内，该霉菌干扰了肺表面活性蛋白A和D及磷脂的作用，从而使疾病进展并造成真菌的播散。

粗球孢子菌可引起人和动物的原发性皮肤感染，并引起肺、脑膜、脾、骨骼、皮肤、肌肉、肾上腺、肾脏和生殖器等的继发感染。球孢子菌病在干燥的夏季发病率最高，其次为晚秋季，暴露或挖掘尘土时，感染的危险性最大。其危险因素包括男性、非洲或菲律宾人种、妊娠、糖尿病、细胞免疫功能低下等。

本病的平均潜伏期为10～16天。孢子吸入后至成熟可诱发机体IgM，产生IgG抗体，由T细胞介导的细胞免疫对孢子进行包围及清除。Th1细胞免疫反应减弱，使该病的易感性增加。针对该菌的疫苗着重于开发重组T细胞反应抗原，在小鼠的肺部感染中它可以引发持久的保护性免疫反应。

孢子侵入机体后，首先引发化脓性炎症，之后形成肉芽肿。该肉芽肿由多种细胞成分增生构成，可发生干酪样坏死，钙化少见，这一特征有别于肺癌，镜下可见大量球孢子菌（圆形大小不等，直径为10～80 μm），单核细胞、多核巨细胞、淋巴细胞、浆细胞及中性粒细胞浸润，形成巨细胞肉芽肿病灶。

（三）临床表现

因患者免疫力不同，该病的临床表现各异。

原发性肺球孢子菌病多无症状，感染可自行吸收，其中约5%的患者可出现肺部结节、空洞或慢性进展性肺炎。5%～7%的患者表现为肺结节，边缘锐利，内无钙化，需与肺恶性结节鉴别。大约5%的患者的慢性病灶内可有空洞形成，典型表现为多发薄壁空洞，周围性分布，多无症状，50%两年后吸收。

部分患者可表现为慢性进展性肺炎，临床可有低热、体重减轻、咳嗽、胸痛和咯血，此时易与结核混淆。本病常发生于急性肺炎后数周至数月，也可无胸片及呼吸道基础病变。肺部感染约90%可痊愈，约10%遗留空洞及结节病变。1%感染者易播散，病变播散最常见至皮肤、骨、关节、脑膜，也可至骨髓、心肌和肾脏。

还有部分患者感染后出现类似于流感样或亚急性肺炎的表现，如咳嗽、寒战、夜间盗汗、胸痛、发热、体重减轻、肌肉疼痛及疲乏等症状。约26%患者查体可见皮肤结节样红斑，它可能是预后良好的表现。肺部可出现支气管炎、细支气管炎、反应性气道病变，胸腔积液，可有胸腔积脓或支气管胸膜瘘。肌肉关节体征包括关节及肌肉疼痛区触痛，约1/3播散病变累及骨关节，多为单发病灶，若病灶多发常提示预后不良。

播散性疾病常伴有全身性淋巴结肿大、皮肤结节或溃疡、腹膜炎、肝脏病变、骨及关节病变。脑膜炎则表现为嗜睡、发热、头痛、恶心或呕吐，或意识障碍症状。

（四）实验室检查

肺球孢子菌病的实验室检查包括痰培养和血清球孢子菌抗体检测。

痰中检出小球体也可诊断，但其敏感性不如痰培养。该菌在常规培养基上可生存5天，培养阴性不能排除该病。此外，临床标本中分离出典型的球孢子菌即可确诊。支气管镜检适用于空洞或实变病灶，结节灶可通过细针穿刺取得组织标本。

血清学检查可用沉淀素试验和补体结合试验（CFT）来检测IgG抗体。补体结合试验多用于样本（尤其是脑脊液）的检测。原发性球孢子菌病免疫扩散沉淀素试验阳性更多。大多数患者血培养阳性。有球孢子菌病的HIV-1感染者，球孢子菌的血清学检查常阳性，补体结合试验可反映感染的严重程度，当补体滴度大于1：32时应考虑感染扩散的可能，此时应行骨扫描和骨髓穿刺等检查。

（五）影像学表现

影像学表现如下。

正常或肺纹理增多（非特异性）。

双肺小叶性肺泡和间质浸润，呈不规则网状或网结节状影和（或）磨玻璃影，结节常位于网状影或磨玻璃影内，网结节病变沿小叶中心分布。

支气管肺炎样斑片状影或中心部位段、叶的实变，边缘清晰。

慢性感染，可形成单发或多发结节，少有钙化，结节和实变中心坏死可形成空洞，洞壁可厚可薄，但以单发薄壁空洞最常见。空洞可破入胸膜腔引起气胸、脓胸或支气管胸膜瘘。

粟粒状结节是播散型肺球孢子菌病的一种表现形式，类似粟粒样肺结核的粟粒状阴影，或类似癌性淋巴管炎的网状结节；此时，病变可累及心包，导致心包积液、心脏压塞或缩窄性心包炎。

病变邻近胸膜增厚，但胸腔积液少见。肺门或纵隔淋巴结肿大可见于20%的患者，淋巴结肿大多为单侧，可伴或不伴肺实质内渗出。1%～2%的患者表现为支气管扩张。

（六）诊断标准

临床标本的微生物培养或受累组织的组织病理检查，查到典型的球孢子菌即可确诊。球孢子菌的血清学实验阳性有助于诊断。

# 第三节 结节病

## 一、概述

结节病又称肉样瘤病，是一种累及全身多系统的非干酪性肉芽肿性病变，最常累及肺、纵隔及肺门淋巴结组织。在临床上，90%的患者有胸部的改变，20%～30%的患者有肺功能受损。本节主要讨论肺结节病。

## 二、病因与病理

本病病因不明，以往认为与结核分枝杆菌、不典型分枝杆菌、病毒感染有关，但均未能得到证实。近年来认为本病与免疫功能紊乱有关，患者机体可能存在细胞免疫功能缺陷。流行病学研究表明结节病的发生与遗传及环境因素的关系非常密切，长期暴露于微生物及其产物，或无机物质环境中，可能是肉芽肿形成的重要因素。

结节病累及肺组织时，病理改变主要有3种。

第一，非特异性间质性肺泡炎。

第二，非干酪性肉芽肿。

第三，肺间质纤维化。

本病早期病变为单核细胞浸润并伴有纤维细胞增生，是一种非特异性肺泡炎；进一步发展将形成肉芽肿，肉芽肿主要位于支气管、血管周围间质内及胸膜下、外周肺组织，表现为无干酪样坏死的类上皮细胞结节，周围有少数淋巴细胞、浆细胞，中央偶然发生纤维素样坏死。结节中可见组织细胞、多核巨细胞及巨细胞胞质中的星状小体或Schaumann小体。晚期在肉芽肿周围可形成薄层纤维包膜，病变愈合及瘢痕化可引起蜂窝肺、肺大疱及肺空洞。

## 三、临床表现

肺结节病患者主要有咳嗽、呼吸困难及体力劳动受限等症状，但有1/3的患者无明显临床症状，仅在胸部放射学检查时偶然发现。患者常伴有肺外结节病症状，如皮肤的结节性红斑等。

## 四、影像学表现

### （一）X线表现

据报道，有85%～95%的结节病患者胸片异常，表现为双侧肺门淋巴结对称性肿大及肺间质病变；而其所致肺间质病变的X线改变主要包括肺野透光度减低，局部呈磨玻璃样改变，双肺外围、胸膜下和支气管血管束的两侧可见粟粒状结节影分布，结节边缘不规则，发生肺纤维化时表现为肺纹理增粗、扭曲呈网状，可伴有结节、肺大疱，甚至形成蜂窝肺。

根据胸片表现可将肺结节病分为5期。

0期：肺部X线检查阴性。

Ⅰ期：双侧肺门淋巴结肿大，伴或不伴纵隔淋巴结肿大，不伴有肺浸润（图6-7）。

Ⅱ期：双侧肺门淋巴结肿大，并伴有肺浸润。

Ⅲ期：肺门淋巴结肿大消失，仅表现为肺浸润。

Ⅳ期：肺间质纤维化。

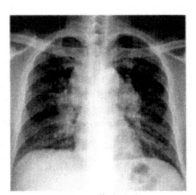

图6-7　结节病Ⅰ期

注：胸部正位像显示两肺门对称性增大，右上纵隔增宽

## （二）CT表现

胸部CT，尤其是HRCT对检测肺门纵隔淋巴结肿大相对较敏感，尤其是隆突下、前、后纵隔区。CT现已成为检测和诊断肺结节病的有效方法，其主要表现有以下几方面。

第一，纵隔改变的患者表现为淋巴结肿大，约97%的患者胸部淋巴结受累是多部位的，平均受累部位数为8，其中隆突下淋巴结受累者约为98%，右肺门受累者为97%，左肺门受累者为87%，右气管旁受累者为80%。在以往很多研究中，有时仅有肺门淋巴结肿大，但很少只有纵隔淋巴结肿大而无肺门淋巴结肿大。结节病的典型的CT表现是双侧肺门及纵隔淋巴结的对称性肿大，如果不对称，常以右侧肺门淋巴结肿大为主。肿大的淋巴结CT表现为大小一致，密度均匀，边缘清晰，一般不相互融合。结节病诊断后大约有3%的患者于确诊结节病后5年内淋巴结发生钙化，20%的患者于确诊后10年后发生钙化。结节病淋巴结钙化多种多样，包括斑块状、蛋壳状、点状及絮状钙化，其中蛋壳状钙化仅见于结节病和硅肺。增强后绝大部分表现为均匀强化，均匀强化混合环形强化者较为少见。

第二，结节病的肺部改变多数晚于肺门、纵隔淋巴结病变，或同时显示。常见的肺部改变有以下几种表现形式。

肺组织浸润性改变：表现形式多样，通常与其病理改变相关联。在病变早期，非特异性间质性肺泡炎在CT上表现为斑片状阴影或磨玻璃样改变，肺实质可见云雾状的轻度密度增高影，其内的血管和支气管隐约可见。

粟粒状结节：病变进一步发展所形成的非干酪性肉芽肿，在CT上表现为沿血管和支气管走行分布的粟粒状结节影，直径多为1～5 mm，边缘光滑；非干酪性肉芽肿也可位于肺外围、小叶间隔或斜裂附近的脏层胸膜下，表现为血管、支气管串珠状增粗及小叶间隔串珠状增厚，因此在HRCT上，结节病的肺内粟粒样结节影沿淋巴道分布，即支气管血管束、小叶中心、小叶间隔及胸膜面。粟粒样结节影的分布通常呈两侧对称性，但也可以单侧为主。

大结节、肿块及实变影：结节病肺内也可见小结节影，部分可发生融合形成较大结节，甚至肿块，结节边缘不规则，周围出现卫星征的概率要高于肺结核病，病理上代表融合的融合性肉芽肿。结节病的肺结节好发于上、中叶，伴有淋巴结肿大。

实变影：47%的患者可出现实变影，常见于急性发病期或者由结节融合所致，有时可伴发肺纤维化。此时实变影多分布于肺周围部，其中可见支气管充气征。如果斑片状阴影和结节影同时出现，常提示活动性肺泡炎向肉芽肿过渡。

纤维化表现：当磨玻璃影与管状支气管扩张或细支气管扩张同时存在时，常提示肺内有轻度纤维化，多沿支气管血管束出现长的、不规则线影，交织成不规则网状结构，常代表肺内出现早期纤维化改变，是不可逆的。病变晚期，小叶结构增粗、扭曲及网状致密影、肺门及斜裂移位、牵张性支气管扩张，在肺边缘可见小气囊、肺大疱，甚至蜂窝肺等不可逆变化，提示严重的肺纤维化改变。由于细支气管受累程度不同，肺灌注不均，可出现马赛克征。严重上叶纤维化可致下叶代偿性肺气肿。大支气管变形同小叶间隔变形一样，预示着肺容量减小。

第三，胸膜浸润时，表现为胸腔积液、胸膜肥厚及胸膜钙化，偶然也会发生气胸。

影像学检查的异常发现不仅是肺结节诊断和分类的定位信息，它还有助于跟踪观察，是判断疗效期的主要线索之一，还可为活检部位的确定提供准确信息。

## （三）MRI表现

肺门和（或）纵隔淋巴结肿大，边界清楚，信号均匀。肺内病变表现为多发性肺结节，伴支气管血管束增粗，或肺部斑片状影，当病变累及胸膜时，可表现为胸腔积液和（或）胸膜增厚。与CT相比，MRI有助于血管与淋巴结的分辨，利于肺门、纵隔及肺外淋巴结的显示。

## （四）PET/CT表现

由于[18]F-FDG可以被炎性或肉芽组织摄取，因此对以非干酪样坏死性上皮样肉芽肿为病理特点的结节病来讲，其对[18]F-FDG摄取率明显高于正常组织，在[18]F-FDG显像检查中，胸部病变阳性率几乎达到100%，表现为肺门、纵隔及肺外淋巴结核素浓聚。典型表现为淋巴结多为结节样、对称性分布，无明显融合趋势、无区域淋巴引流改变的核素浓聚，当病变累及肺脏时，肺内病变也显示为核素浓聚。与CT比较，病灶对核素的吸收与病灶大小无关，虽然受容积效应的影响，但由于结节病的病灶在活动期代谢极为活跃，在CT上不大的淋巴结仍然可以表现为明显的核素浓聚，因此PET/CT对肺结节病的显示较单纯的CT敏感，有利于隐匿性病变的显示，可以为活检部位的选择提供帮助，对评估伴有肺间质纤维化的结节病的活动性具有重要价值。

# 第七章　乳腺疾病影像学

## 第一节　乳腺良性病变

### 一、积乳囊肿

积乳囊肿又称乳汁潴留囊肿，多见于哺乳期妇女，是一种较为少见的良性乳腺疾病。由于导管阻塞，淤积的乳汁使导管呈囊性扩张。

（一）临床表现

患者常有哺乳不畅或患侧急性乳腺炎病史。乳腺肿物为最初表现，单侧多见，好发部位常为乳晕周边，呈圆形或卵圆形，边界清楚，表面光滑，稍活动，触之有囊性感，多数患者有轻微胀痛，肿块大小不一，直径常在2～3 cm，可有大小改变，常为逐渐增大。腋下淋巴结一般不大。大肿块常有囊性感，当内容物变浓稠时，质地变硬而易被误诊为乳腺癌。本病不增加乳腺癌风险。

（二）影像学表现

1.乳腺X线表现

圆形或卵圆形、密度均匀、边缘锐利光滑的肿块影，内可见沙砾样钙化。

2.CT表现

乳腺内圆形或椭圆形囊性肿块，边界清晰，囊壁增强扫描可见强化，囊内密度可呈液性密度、软组织密度，囊内钙化多见。

3.超声表现

（1）积乳囊肿：由于哺乳期乳腺导管阻塞，乳汁淤积导致所属乳管融合形成囊性病变，B超表现乳腺腺体内可见圆形、椭圆形、不规则形结节，内部可为均匀低回声、高回声或不均匀回声，部分内实性积乳囊肿后方可伴有衰减，多见于育龄妇女，常发生于妊娠期、哺乳期及哺乳后，以无痛性或伴有轻微疼痛包块为主，病变早中期触诊有囊性感，后期由于内容物浓缩可变为坚实。

（2）单纯性乳腺囊肿：发生在非哺乳期，多见于30～50岁的中年女性，呈浆液性或血性，B超表现腺体内可见多发或单发、大小不等无回声区，壁薄，囊内透声良好或较差，直径小于2 mm的微囊或直径为4～5 cm的大囊肿，由内分泌功能失调所致。在雌激素作用下乳腺小叶、小管，以及末梢小管高度扩张和囊性变，形成囊肿，多数乳房存在周期性疼痛，偶尔存在乳头溢液。

（三）鉴别诊断

乳腺纤维瘤：两者的临床表现相似，但乳腺纤维瘤多发生在卵巢功能旺盛时期（18～25岁）。而积乳囊肿多发生在哺乳期及以后，乳腺纤维瘤开始即为实性感，而积乳囊肿早期为囊性感，后期质地较硬。

乳腺癌：乳腺癌患者发病年龄偏大，肿块与周围组织边界不清。而积乳囊肿早期为囊性感，多见于哺乳期，且边界清楚。如不继发感染，积乳囊肿患者腋下淋巴结不大，到后期积乳囊肿质地变硬，可以通过细胞学检查鉴别。

## 二、乳腺表皮样囊肿

乳腺表皮样囊肿亦称珍珠瘤、胆脂瘤或角质瘤，是非常罕见的良性肿瘤。发生在乳腺的表皮样囊肿约5%可发生恶变。乳腺表皮样囊肿的发生原因：外伤时将表皮种植于真皮内；皮肤附件中残留的原始上皮细胞异常发育；皮脂腺囊肿的鳞状上皮过度增生及皮脂腺细胞萎缩后而形成。

（一）临床表现

乳腺表皮样囊肿多见于中年以后妇女，患者临床症状多为乳房肿块，可发生在乳腺的皮下或深处，表面光滑，如表皮样囊肿合并感染或破溃可出现疼痛。

## （二）影像学表现

**1.乳腺X线表现**

类似良性病变特征的肿块，为边界清楚的圆形、椭圆形肿物，密度与腺体密度相似。

**2.乳腺CT表现**

肿块通常呈圆形或椭圆形，边界清楚，无明显包膜。内部密度均匀，与周围腺体密度接近。

## （三）鉴别诊断

纤维腺瘤：表皮样囊肿位于乳腺实质内，缺乏与皮肤之间的相关性，则术前正确诊断较为困难。

乳腺皮脂囊肿：肿块密度较表皮样囊肿密度低。

# 三、乳腺导管非典型增生

乳腺导管非典型增生（ADH）是介于乳腺导管增生与乳腺导管原位癌（DCIS）之间的交界性病变。有研究表明，ADH发展成为浸润性癌的危险性为正常的4～5倍。

## （一）病理表现

镜下，在普通型导管增生的基础上，局部细胞单一型均匀分布，呈乳头状、簇状、拱形、实性、僵硬桥状和（或）腺样排列。细胞学和低级别DCIS相似。钙化多少不等。ADH具有普通导管增生及上述细胞学和组织结构两种特征和（或）部分终末导管小叶单位呈上述典型形态学改变。有人认为，ADH与DCIS区别的定量标准上限是1个或多个完全受累的导管/小管（横切面）的集合宽度小于或等于2 mm，或有2个管腔在细胞学和组织结构上完全具备上述典型形态学改变。

病理上ADH与原位癌的鉴别有时较为困难，主要鉴别点如下。

坏死是诊断原位癌的证据之一。

肌上皮细胞消失是诊断原位癌的证据之一，但原位癌也有一定肌上皮细胞存在。

核分裂为原位癌的标志。

次级腺泡存在，细胞排列呈流水样，成团的泡沫细胞及大汗腺化生均为良性增生的标志。

免疫组化指标Ki-67作为细胞核增殖活性的蛋白标记与乳腺非典型增生存在一定的相关性。

## （二）临床表现

乳腺导管非典型增生发病年龄为40～60岁，乳房可出现不规则疼痛，乳房内可扪及团块、结节、索条状肿物。部分患者可发现乳腺局部增厚，呈结节状或小颗粒样表现，边界不清，皮肤及乳头无明显改变，腋下淋巴结触诊阴性。

## （三）乳腺X线表现

### 1.钙化

微钙化伴或不伴有肿块是非典型增生在乳腺X线片上最常见的表现。钙化的分布多为簇状，部分呈区域性、段样分布，少数为弥漫分布。钙化的形态以多形性为主要表现，以细点状为主，部分为粗点状、斑状。杆状及分支状较为少见。

### 2.非对称性致密影

X线表现为双侧乳腺内局部非对称性致密影，边界不清，密度均匀或不均匀，可伴有微钙化。

### 3.局部扭曲

局部扭曲是非典型增生的常见表现，表现为杂乱的纤维索条影，为导管上皮细胞的实性、筛状、线样、乳头状增生或腺泡"导管化"，间质纤维化，使腺管受压变形、排列紊乱所致。

### 4.结节或肿块

非典型增生的结节或肿块的密度高于腺体，边缘欠光整，部分病变边缘毛糙。

### 5.异常血管影

非典型增生病灶旁多伴增粗、增多、迂曲的血管影，为增生细胞代谢旺盛、血供增加所致。

## （四）MRI表现

通常表现为腺体结构不规则，信号不均匀，增强扫描呈段样或导管样强化，强化曲线一般呈流入型或平台型。

## 四、乳腺错构瘤

乳腺错构瘤是一种少见的乳腺良性肿瘤，其发病率占乳腺肿瘤的0.02%～0.16%。

### （一）临床表现

通常无明显临床症状，多为无意或体检时发现，一般无触痛，少数患者可出现刺痛感。一般为单发，多发者少见。肿瘤生长较缓慢。肿瘤多位于腺体内，部分可位于乳房皮下。瘤体通常呈圆形、卵圆形，边界清楚，移动度好。脂肪型肿物质软，似脂肪瘤；腺型及纤维型肿物质地较硬，似乳腺增生或乳腺纤维腺瘤，一般难以区别。

### （二）影像表现

乳腺X线通常表现为边缘光滑、界线清楚的类圆形或卵圆形肿物，肿物有包膜，厚薄均匀，肿物内外均为脂肪组织时显示更清楚。肿物内部密度根据肿物内所含脂肪成分的多少而表现各异，密度不均是其特征性表现，可表现为在致密背景中分布多发透光区，也可表现为在低密度区内散在致密影，瘤体将周围正常的乳腺组织推挤移位。

超声表现为低回声肿块，形态规则，可见包膜。肿物内部回声不均，胸大肌筋膜连线完整。彩色多普勒血流显像示血流不丰富，肿块内偶见点状血流。

MRI表现为肿物边界清楚，可见低信号包膜。信号多混杂不均，$T_2WI$呈高信号，$T_1WI$呈等或高信号，肿物内脂肪成分较多时脂肪抑制扫描序列中脂肪成分信号被抑制减低。增强扫描肿物一般强化明显，强化曲线多呈流入型。

CT表现为圆形或卵圆形混杂密度肿块，其间可见中等密度的腺体及低密度的脂肪影，界线清晰，有完整的包膜。

### 五、乳腺内淋巴结

乳腺内淋巴结是指位于乳腺实质及间质结缔组织之间的正常淋巴结,其组织学与其他部位的淋巴结相同。乳腺内淋巴结可见于乳腺的任何部位,如内侧及下方,但多见于乳腺外上象限。正常淋巴结的大小差别较大,当淋巴结内含有较多脂肪,即脂肪化时可增大数厘米。

影像学表现:乳腺内淋巴结在X线片中通常表现为边界清楚的肾形或圆形结节,直径一般小于1 cm。较小的淋巴结通常在X线及超声检查中不显影。淋巴结的一侧凹陷称为"门"部,有血管、神经、淋巴管等疏松结缔组织由此经过。在X线片中淋巴结门表现为低密度透亮切迹,加压摄取有助于淋巴结门的清晰显示。淋巴结体积增大,密度增高,边缘模糊或有毛刺,常提示病理性改变,如转移性病变、淋巴瘤、炎症性病变或结缔组织疾病。乳腺内淋巴结在超声中为圆形或椭圆形的低回声结节,脂肪性淋巴结门表现为中心回声反射区,由于淋巴结门的存在,界面较多,回声增高。磁共振检查中,乳腺内淋巴结呈边界清楚的长$T_1$、长$T_2$信号,在非脂肪抑制序列上淋巴结门为高信号。在磁共振动态增强扫描中,乳腺内淋巴结表现为早期快速强化,后有廓清,即"快进快出",于淋巴结门区常可见血管。

# 第二节　乳腺癌

## 一、CT表现

CT扫描不是早期乳腺癌应选择的影像检查方法,但对显示晚期乳腺癌的病变范围以及检出复发病变有临床意义。

### (一)直接征象

肿物:CT扫描显示肿物的表现与X线相仿,在显示靠近胸壁的肿物时较X线片优越，CT增强扫描后不仅可以检出隐性或细小的乳腺癌，还可以鉴别肿块的良性与恶性。乳腺癌组织的摄碘能力明显比正常乳腺组织高，且乳腺癌的血供情况较良性肿瘤丰富，因此乳腺癌增强后大多表现为较良性肿瘤更快速和更明显强化。但是CT扫描的放射线辐射量大，增强动态扫描更是如此，应尽量采用其他影像检查方法。

钙化：微小钙化在乳腺癌诊断中占有重要地位，CT虽有较高的密度分辨力，但由于电压高、穿透力强，且部分受容积效应的影响，常无法显示微小钙化，或仅表现为一局部高密度区。

## （二）间接征象

乳腺癌对乳头表面皮肤有浸润，可导致乳头内陷或局部皮肤增厚，密度增高，并向肿瘤方向回缩。CT显示皮肤增厚，皮下组织或胸大肌前脂肪组织网状改变，胸肌受侵，乳头、乳晕改变及大导管增厚较X线片优越。

## （三）淋巴结转移

乳腺癌侵及胸壁肌肉时，乳腺后间隙消失。有淋巴结转移时，在腋窝部及胸骨旁可见到肿大的淋巴结。CT扫描显示各个水平的腋淋巴结及内乳淋巴结转移优于X线片及超声成像。

## （四）鉴别诊断

乳腺癌常常需要与乳腺纤维腺瘤进行鉴别。乳腺纤维腺瘤的CT平扫表现为肿块呈圆形或卵圆形，轮廓整齐，边缘光滑，密度一般较淡，部分瘤内可见钙化。但肿瘤发生于致密型乳腺内时，密度与腺体组织近似，CT平扫常常漏诊。CT增强扫描，纤维腺瘤一般呈轻、中度均匀强化，强化后CT值增高30～40 HU，但少数血运较丰富的纤维腺瘤亦可呈明显强化。而乳腺癌的肿块常常形态不规则，边界不清，边缘有毛刺，增强扫描常有明显强化，表现为"快进快出"，CT值常增高50 HU以上。

## 二、乳腺MRI表现

磁共振成像具有良好的软组织分辨力，无辐射损伤，且可进行断层及任意三维成像，对乳腺检查具有独到的优势。乳腺MRI与X线、超声检查一样，在欧美国家现已成为乳腺检查的主要方法之一，并且在某些方面起着后两者不能替代的作用。

## （一）乳腺MRI检查的临床适应证和禁忌证

MRI的优势使得其在临床中应用非常广泛，而MRI的特点也使得部分人群不能做MRI检查，因为这不仅仅是针对乳腺检查。

1.乳腺MRI检查的临床适应证

（1）诊断与术前评估。

（2）乳腺X线或超声探查困难或难以定性的病变。

（3）评估病理性乳头溢液。

（4）确定乳腺病变大小。

（5）评价乳腺癌侵犯范围。

（6）排查多发病灶。

（7）腋窝淋巴结转移而原发灶不明者。

（8）治疗评价与随访。

（9）乳腺癌术后随访。

（10）新辅助化疗疗效的评估。

（11）保乳术后复发的监测。

（12）假体植入术后评价。

（13）乳腺成形术后评价。

（14）良性病变的随访。

（15）乳腺癌高危人群的筛查。

（16）MRI引导下乳腺病灶穿刺定位或活检。

2.乳腺MRI检查的禁忌证

（1）体内有起搏器、外科金属夹子等铁磁性物质及其他不得接近强磁场者。

（2）幽闭恐惧症者。

（3）具有对任何钆螯合物过敏史者。

（4）严重肝肾功能不全、危重、昏迷及其他不适宜较长时间检查者。

（5）妊娠期妇女慎用（MRI对比剂是否对胎儿有影响尚无定论）。

## （二）乳腺MRI检查技术原则

乳腺MRI一般在磁场非常均匀、大于1.5 T的高场设备上进行，采用乳腺专用线圈，必须采用对比剂行增强检查，用三维快速梯度回波成像技术，尽可能平衡空间分辨力和时间分辨力两方面的要求，并进行多平面重建和容积重建；必要时，应用动态增强MRI检查结合DWI和磁共振波谱成像（MRS），提高对乳腺癌诊断的特异性。

汴意不同的检查时间，乳腺腺体组织在MRI图像上会随着月经周期的变化呈现不同的强化背景，生育期、月经早期及晚期强化可更明显，因此乳腺最佳检查时间在月经后1～2周，已确诊乳腺癌的患者不做此要求。

## （三）乳腺癌的MRI表现

乳腺癌在病灶形态、边界、信号强度、内部结构及强化方式上与乳腺良性病变有较大的差异。

1.乳腺癌的MRI平扫表现

一般表现为肿块型的乳腺癌才能在MRI平扫时被发现，其特点主要有以下几个方面。

（1）病变的形态和边界：大多数乳腺癌形态不规则，表现为肿块周边细长、僵直毛刺，呈特征性蟹足状或星芒状外观，毛刺征是诊断乳腺癌的重要形态学征象，灵敏度达80%。少数乳腺癌可表现为形态规则、边界清晰，或边界部分清晰，部分呈细小毛刺样，与良性病变较难区分。

（2）病变的信号强度：大多数乳腺癌的细胞和水含量较高，在$T_1WI$上呈低或中等信号，在$T_2WI$上呈稍高或高信号；少数乳腺癌纤维成分较高，在$T_2WI$上也呈较低信号。

（3）病变的内部结构：乳腺癌病灶内多有液化、坏死、囊变或纤维化，有的可合并出血，因此表现为高、中、低混杂信号；而良性病变内部结构较均一，因此信号较均匀。

（4）肿块周边结构的改变：靠近乳头的癌灶可合并乳头的内陷收缩，乳头及乳晕皮肤收缩、增厚、水肿等。近胸壁的癌灶可浸润破坏胸肌，甚至肋骨、肋间肌，表现为乳腺后脂肪间隙中断或消失，胸肌与乳腺之间分界不清，以及胸肌、肋骨、肋间肌的信号改变等；胸肌间隙、内乳区、腋窝淋巴结肿大，呈转移淋巴结表现。

2.乳腺癌的MRI增强表现

乳腺MRI检查必须做增强检查，病灶增强的表现是诊断乳腺癌的关键点。

经静脉注入对比剂后，乳腺内可疑癌灶增强形态学一般分为肿块型和非肿块型的强化病灶。非肿块型病灶平扫很难发现，增强后发现病灶，分析病灶的分布、内部强化特征和曲线特征，主要是导管癌、纤维囊性增生、正常乳腺组织之间的鉴别；肿块型病灶平扫时常可发现，根据形态、强化特征和强化曲线进行良性和恶性肿块的鉴别。肿块型强化的乳腺癌形态学表现多为不规则、边缘毛刺、混杂信号、不均匀强化或环形强化；非肿块型强化的乳腺癌形态学表现常为节段性分布、线样分布、区域分布，簇状强化、簇状环形强化。乳腺癌病灶强化方式则多由边缘环状强化向中心渗透呈向心样强化（肿块型），或呈导管样或段样强化（非肿块型），特别是乳腺导管原位癌。而良性病变的强化方式则多由中心向外围扩散呈离心样强化。边缘强化是恶性肿瘤较具特征性的表现，对乳腺癌的阳性预测值较高，肿瘤边缘区域微血管密集是肿块边缘强化的主要原因。

磁共振增强扫描在乳腺癌诊断中的优越性非常明显，研究表明，病灶形态特征、强化方式及时间–信号强度曲线（TIC）类型三者结合对乳腺癌的鉴别诊断具有较高价值。增强MRI可以更清楚地显示肿瘤生长类型、范围和内部结构，更准确地显示多部位、多中心病灶。TIC是病灶血流灌注和流出等因素的联合反映，体现病变强化的全过程，更准确地反映了病灶的动态强化特征。TIC主要分为3型：Ⅰ型包括Ⅰa型，即持续上升型，呈渐进性持续强化，以及Ⅰb型，即缓降型；Ⅱ型为上升平台型，早期明显强化，中晚期维持平台水平；Ⅲ型为流出型，早期迅速强化后又迅速下降。Ⅰa型常提示良性病灶，Ⅲ型高度提示恶性病灶，Ⅰb型、Ⅱ型则在良性和恶性病灶中均可见。早期强化率大于80%对于乳腺癌有一定特异性。TIC敏感性为91%，特异性为83%，但目前确定TIC形态主要依靠目测，缺乏统一的数值，部分良性和恶性病灶的曲线有重叠，因此需结合病灶形态、强化特征等其他诊断标准来判断病变性质。

3.乳腺癌MRI功能成像表现

随着MRI技术的发展，以及各种序列及软件的开发，MRI功能成像在临床上的应用越来越广泛，在乳腺癌的诊断、鉴别诊断及疗效评估等方面也发挥越来越大的作用。

（1）弥散加权成像：DWI是目前唯一能观察活体水分子微观运动的无创成像技术，通过监测组织中水分子的扩散状态，在分子水平反映组织病理生理信息。1997年，英格兰德（Englander）等首次应用DWI诊断乳腺癌。当组织中水分子扩散受限时，表观弥散系数（ADC）较低，DWI图像表现为高信号。ADC值对细胞密度、细胞膜完整性及细胞微结构敏感，可应用于乳腺良性和恶性病变的鉴别及新辅助治疗疗效的评估。有研究报道，鉴别乳腺良性和恶性病变的ADC界值变化范围为$0.9 \times 10^{-3} \sim 1.76 \times 10^{-3}$ mm$^2$/s［最大弥散敏感度值（b值）取1000 s/mm$^2$］，但良性和恶性病变ADC值有重叠，目前尚无统一的标准。一般认为ADC值的大小顺序为：恶性病变＜良性病变＜正常组织。DWI诊断乳腺癌特异性较高，但敏感性较低。

DWI在乳腺癌的诊断与鉴别诊断中有重要的临床参考价值，但由于技术的原因，DWI还存在一些缺点，如空间分辨力不高，平面回波成像序列对磁场敏感，容易导致图像变形扭曲，等等。对于乳腺疾病的形态学特征，需要结合MRI平扫及增强图像进行评估。有文献报道，TIC与ADC值联合应用对乳腺良性和恶性肿瘤的诊断与鉴别诊断的准确度、灵敏度和特异度明显高于两者单独应用。

（2）磁共振波谱分析：MRS是检测活体内物质代谢和生化信息的一种无创性检查。乳腺$^1$H-MRS主要测量组织内胆碱的含量，其峰值位置在3.2 PPM，大多数乳腺癌由肿瘤细胞增殖时细胞膜大量合成引起总胆碱或胆碱浓度升高。胆碱峰值与肿块大小相关，胆碱水平在肿块样病变中明显高于非肿块样病变。胆碱峰也可出现在一些良性病变中，如管状腺瘤，或出现在正常的哺乳期乳腺，但是水平往往低于恶性病变。此外，对乳腺癌患者也可进行$^{31}$P-MRS检测，癌组织中的酯酶家族PMEs和PDEs的含量高于健康组织。帕克（Park）等分别测量了良性、恶性和健康的乳腺组织中不同的磷脂代谢产物，包括PME、PME/PCr、PDE/PCr、tATP/PCr和PCr/tATP，结果显示，PME和PME/PCr在恶性和健康组织中有差异，在良性与恶性病变组织之间无明显差异。因此，$^{31}$P-MRS在临床中的作用有待进一步验证。MRS检测可能受到磁场均匀性及病灶大小等因素的限制，其应用仍处于初级阶段。

# 第八章　女性生殖系统疾病的影像学

## 第一节　影像学检查技术

### 一、常用影像学检查技术

#### （一）X线检查

1.X线平片

通常摄取骨盆平片。检查前，需口服缓泻剂，清洁肠道。

2.输卵管造影

子宫输卵管造影是经子宫颈口注入对比剂以显示子宫和输卵管内腔的检查方法。对比剂为40%碘化油或有机碘制剂。对于输卵管显影者，还需复查，以观察输卵管通畅情况。子宫输卵管造影应于月经后5～7天进行。生殖器急性炎症、月经期、子宫出血和妊娠期禁用。

#### （二）USG检查

经腹壁直接扫查时，膀胱应适度充盈，以推开肠管，使子宫附件清楚显示。彩色多普勒血流显像则能显示子宫和卵巢病变的血流情况。

#### （三）CT检查

1.平扫检查

检查前1天需口服缓泻剂清洁肠管。检查前2～3小时，分多次口服1%的泛影葡胺1000 mL，以充盈和识别盆腔肠管。

2.增强检查

增强检查常需进行，尤其是肿块性病变。方法是静脉内快速推注对比剂后，即对病变区进行扫描。强化后，子宫肌明显均一强化，中心低密度宫腔显示更为清晰。

### （四）MRI检查

1.平扫检查

常规行SE序列的$T_1WI$和$T_2WI$检查。其中$T_2WI$检查非常重要，能显示宫体、宫颈及阴道的解剖结构，并易于发现盆腔病变。

2.增强检查

平扫发现盆腔病变后，一般需行增强MRI检查。

## 二、异常影像表现

### （一）X线检查

女性内生殖器呈软组织密度，与周围结构缺乏天然对比，不能显影。

1.X线平片所能显示的异常表现

（1）骨盆大小和形态异常，如骨软化造成的骨盆缩窄畸形。

（2）盆腔内异常钙化，其中某些钙化具有一定特征，如输卵管结核的横行条状钙化、子宫肌瘤的堆积粗颗粒状钙化、卵巢畸胎瘤内的牙齿和骨骼影。

（3）盆腔软组织肿块影，巨大子宫肌瘤或卵巢肿瘤可表现为软组织肿块，周围含气的肠管被推移。

2.X线造影异常表现

（1）宫腔异常：宫腔大小、形态有改变，但充盈良好，边缘光整，见于各种类型子宫畸形；宫腔变形，不规则并边缘不整，指示粘连；宫腔内圆形光滑的充盈缺损，见于黏膜下肌瘤或息肉。

（2）输卵管异常：可表现为输卵管粗细不均、串珠样改变、僵硬、狭窄、边缘不整、梗死和扩大积水，为非特异性炎症或结核所致。

### （二）USG检查

USG检查在妇科领域中主要用于盆腔肿块的诊断，肿块依声像图表现而分为3种类型。

1.液性肿块

边缘轮廓清晰，内部呈无回声暗区，可有条状分隔光带，肿块后方回声增强。

2.实质性肿块

边缘轮廓清楚或不规整，内部光点散在、稀疏、分布均匀。

3.混合性肿块

轮廓多不规则，同时含有液性暗区和实质性回声。

### （三）CT检查

1.平扫检查

CT平扫可识别子宫，但正常卵巢和输卵管均不能显示。女性盆腔CT检查异常表现包括子宫大小、密度改变及盆腔肿块。

2.增强检查

强化后子宫肌明显均一强化，中心低密度宫腔显示更为清晰。

### （四）MRI检查

$T_1WI$像上，正常宫体、宫颈和阴道在周围高信号脂肪组织的对比下，可清楚显示，表现为一致性较低信号。$T_2WI$特别是高分辨力$T_2WI$像上，能清楚显示宫体、宫颈和阴道的解剖结构。绝经期前，正常卵巢可识别：在$T_1WI$上为低信号；在$T_2WI$上其内卵泡呈高信号，中心部呈低至中等信号。

# 第二节　子宫肌瘤

## 一、影像学表现

### （一）USG检查

子宫肌瘤表现如下。

第一，子宫增大，形态不规则。

第二，肌瘤结节呈圆形低回声或等回声，后者有假性包膜形成的低回声晕。

第三，子宫内膜移位和变形，壁间肌瘤使子宫内膜移向对侧并发生变形，黏膜下肌瘤显示子宫内膜增宽、增强，或显示出瘤体。

### （二）CT检查

CT检查显示子宫增大，可呈分叶状。肌瘤的密度等于或低于正常子宫肌，增强检查有不同程度强化。如发现瘤内有钙化，则能确诊为子宫肌瘤。

### （三）MRI检查

MRI检查能发现小至3 mm的子宫肌瘤。肌瘤在$T_1WI$上信号强度类似子宫肌，然而在$T_2WI$上呈明显均一低信号，边界清楚，具有特征。Gd–DTPA增强扫描，肌瘤呈不均一强化。

## 二、诊断、鉴别诊断及检查方法的选择

子宫肌瘤的主要影像学检查方法是USG和MRI检查，MRI是最准确的方法，但USG为诊断和随访的首选方法。多数病灶的CT图像上子宫肌瘤与正常子宫肌密度无差别，故较少应用。

# 第三节 子宫内膜癌

子宫内膜癌常用的检查方法为超声、CT和MRI。术前评估中对癌变范围及程度的准确判断，是制定治疗方案的重要依据。在辅助诊断各种检测方法的选用上，以超声检查最为简便、适用。在对有高危因素、高龄或有内科合并症患者的术前评估中可选用CT、MRI、PET/CT等影像学检查，以便准确地进行术前评估。

## 一、超声检查

超声检查简便无创，能行动态观察，已成为子宫内膜癌术前检查中首选的检查方法。在临床Ⅰ期患者的术前检查中，超声检查对子宫内膜、宫腔状况的阴性预测值为90%以上，故已被常规采用，并以此检查结果对是否需采取子宫内膜组织活检，以及取活检方式的选择提供影像学参考资料。

B超检查：近年来B超检查发展较快，特别是经阴道B超检查广泛应用于妇科临床，在辅助诊断子宫内膜病变方面有一定的进展。经阴道B超检查可了解子宫大小、宫腔形状、宫腔内有无赘生物、子宫内膜厚度、肌层有无浸润及深度，为临床诊断及病理取材（宫腔活检或诊断性刮宫）提供参考。经绝后妇女子宫出血，可根据经阴道B超检查结果选择进一步确诊方法。据报道，绝经后妇女经阴道B超检查萎缩性子宫内膜平均厚度为（3.4±1.2）mm，子宫内膜癌患者子宫内膜厚度为（18.2±6.2）mm，并认为绝经后出血患者若经阴道B超检查子宫内膜厚度小于5 mm，可不做诊断性刮宫。若B超检查确定局部小赘生物可选用宫腔镜下活检，若显示宫腔内有大量赘生物，子宫内膜边界不清、不完整，或肌层明显变薄或变形，则以简单宫腔子宫内膜活检为宜。

经阴道超声作为一项非侵入性的检查在子宫内膜病变的筛查中较常用，可准确测量子宫内膜的厚度，但很多子宫内膜病变，如子宫内膜息肉、黏膜下子宫肌瘤、子宫内膜增生等均可引起子宫内膜增厚。在绝经后雌孕激素干预（PEPI）

临床试验中，罗伯特（Robert）等比较经阴道超声和子宫内膜活检用于检查子宫内膜病变的价值，448例接受激素补充治疗的绝经后妇女参加了这项对比研究，对448例妇女进行的577项检查中均同时进行了经阴道超声和子宫内膜活检，每年进行随访，取子宫内膜厚度5 mm为超声检查的界点，经阴道超声检查子宫内膜病变的阳性预检值为9%，敏感性为90%，阴性预检值为99%，作为筛查，超过50%的妇女都须进行子宫内膜活检，而有子宫内膜病变的妇女只有4%。因此经阴道超声诊断子宫内膜病变的阴性预检值较高，阳性预检值并不理想。经阴道超声检查可作为子宫内膜活检或宫腔镜检查的初筛，如检查发现子宫内膜与子宫肌层交界处结构清晰，子宫内膜萎缩均匀，则基本可排除子宫内膜病变。

经阴道B超检查为评价妇女有不正常阴道流血，特别是绝经后出血的重要的无创检查。有学者评估205例绝经后出血妇女，检测30例绝经后无症状妇女，以及30例已知子宫内膜癌之绝经后妇女，绝经后无症状组与子宫内膜癌组子宫内膜厚度分别为3.2 mm和17.7 mm。对205例未知诊断的绝经后出血妇女进行子宫内膜测定，其中18例为癌，无癌妇女子宫内膜厚度小于8 mm，以5 mm为界值，诊断子宫内膜异常敏感性为100%，特异性为96%，阳性预测值为87%，阴性预测值为100%。伯恩（Bourne）等对183例绝经后妇女做B超子宫内膜厚度检测，其中34例无症状，12例为子宫内膜癌，其发现与以上报道相近。但因子宫内膜癌也可能发生子宫内膜厚度小于5 mm，故对测定子宫内膜厚度小于5 mm者不需行子宫内膜活检此点尚未能取得一致同意。吴等在对394例绝经后子宫出血临床诊断性刮宫病理与子宫内膜癌相关性资料分析中指出，子宫内膜癌患者的子宫内膜厚度为（14±7）mm，无子宫内膜癌者的子宫内膜厚度为（7±4）mm，按国际常用子宫内膜厚度小于5 mm、5～15 mm、大于15 mm分组，发病率分别为0、6.4%和19.3%。其认为对绝经后出血者先行B超检查，按子宫内膜厚度选择是否诊断性刮宫，子宫内膜厚度小于5 mm者因子宫内膜癌发病概率为0，可暂不行诊断性刮宫术。子宫内膜厚度超过5 mm时，及时行诊断性刮宫术。

B超检查可评估测量肌层受累深度，在对15例子宫内膜癌患者行MRI及超声检查对肌层受累状况进行评估的研究中，以浸润深度小于50%的肌层为浅肌层受累，大于50%的肌层为深肌层受累为标准，B超对肌层受累深度预测准确率为75%。

我国妇科肿瘤的诊治指南将B超此种无创检查列为辅助诊断首选方法，按子宫内膜及宫腔B超检查结果选用子宫内膜取样方法：对子宫内膜厚度小于5 mm者可暂时观察，若仍有症状则行宫腔镜活检明确诊断；对子宫内膜厚度大于5 mm者行诊断性刮宫，对有大量癌灶或肌层受累者可直接取样确诊。

## 二、CT、MRI

在子宫内膜癌诊断的价值方面，超声检查由于对软组织对比分辨率较差，相对视野较小，对大范围内肿瘤评估受到一定限制。CT、MRI诊断的优点是可以获得高度客观、可再现的稳定图像，能明确癌灶及淋巴结的转移状况。但它们在评价淋巴结有无转移时均仅从其大小、位置变化做出形态学诊断，即便增加处理也无法做出良性和恶性之鉴别。由于CT检查有放射损伤，对淋巴结转移敏感性为25%～70%，特异性为78%～97%，准确率为65%～80%，与MRI相近似，对软组织之分辨率不及MRI，故目前子宫内膜癌临床 I 期术前评估子宫内膜厚度、肌层受累状况、宫腔有无受累等多选用MRI。

MRI具有对软组织分辨率高，能多方位、多序列成像的优点，可准确显示盆腔及子宫解剖，在判断肿瘤的肌层浸润深度及淋巴结转移方面具有重要价值。目前MRI已用于子宫内膜癌的术前评估，特别是对高龄、肥胖、有内科合并症手术风险大的患者，作为制订治疗计划、选用治疗方式上重要的检查依据。对MRI在子宫内膜癌术前评估方面的价值国外相关报道较多，我国开展此项检查较晚，报道较少。

MRI对子宫内膜厚度、肌层浸润深度、浆肌层受累、淋巴结转移等的诊断标准如下。①绝经前妇女子宫内膜厚度大于10 mm，绝经后子宫内膜厚度大于5 mm为子宫内膜增厚。有局灶性或弥漫性异常信号区，但结合带完整，为肿瘤局限于子宫内膜无肌层受累。②肌层受累表现为结合带不连续，增强扫描宫壁内缘毛糙。浸润深度癌瘤外侧缘–子宫浆膜层最小距离/子宫肌层总厚度比值大于50%为浅肌层受累，小于50%为深肌层受累。③浆膜层及宫旁受累：子宫外形轮廓不规则、不完整，外缘连续性中断，或子宫旁有软组织影像等。④淋巴结转移：盆、腹腔淋巴结直径大于1 cm可为淋巴结转移。

纳加尔（Nagar）等研究报道MRI对宫颈受累之诊断准确率可达92%，能较好地在术前做出评估。该研究对宫颈受累预测值的敏感性为100%，特异性为91.9%。MRI为能准确判断宫颈受累的方法。对淋巴结转移之评价，卡布里塔

（Cabrita）等报道MRI对淋巴结转移的敏感性为17%，特异性为99%，准确率为89%。多数研究以淋巴结大于1 cm作为有转移的指标，结果显示敏感性为60%，特异性为97.4%，阳性预测值为75%，阴性预测值为94.9%，故认为MRI对淋巴结转移敏感性偏低，但特异性高，对无淋巴结转移预测准确率高。

## 三、PET/CT

由于癌细胞葡萄糖代谢较正常组织旺盛，摄取$^{18}$F-FDG量多，因而能被识别。PET显像为葡萄糖高密度聚积组织区，称为"功能影像诊断"，而CT、MRI诊断为对断层面的解剖构造，故为"形态影像诊断"。PET/CT为PET与CT结合，克服PET解剖结构分辨不足的缺点，提高分辨率，集中断层显像和全身显像的优点，提高了定位和定性的精确性，因而具有较高的诊断效能和准确性，能为确定治疗方案提供依据。PET/CT为手术、放疗提供精确的生物靶区定位信息，为放疗提供准确部位，故为目前具有较高的诊断性能和临床应用价值的功能代谢影像学检查。

格里格斯比（Grigsby）等报道在淋巴结转移方面PET/CT显示出比CT、MRI更高的敏感性。莱因哈特（Reinhardet）等报道PET/CT对淋巴结诊断敏感性、特异性、阳性预测值分别为91%、100%和100%；而MRI分别为73%、83%和67%。PET/CT因价格贵，在我国子宫内膜癌的诊断中很少应用，多用于监测和复发诊断。但应注意$^{18}$F-FDG为显像剂可能有假阳性和假阴性的存在。假阳性可见于炎性病变、肉芽肿（如结核等），或由放化疗后组织修复对$^{18}$F-FDG摄取增多所致。假阴性可能是由于为仪器分辨率所限制，难于发现微小病灶，或葡萄糖转运蛋白变异，或某种肿瘤糖代谢偏低等。国外报道认为PET/CT术前诊断可减少剖腹探查、减少手术治疗及在选用术式方面提供信息。

霍洛维茨（Horowitz）等应用PET对子宫内膜癌盆腹腔淋巴结进行检查，其敏感性和特异性分别为60%和98%，提出不能因PET阴性而不行盆腹腔淋巴清扫，但可协助选择治疗方式。布里斯托（Bristow）等在对卵巢癌仅有CA125升高局限于淋巴复发患者进行PET/CT检测后发现阳性预测值为82.8%，PET/CT可发现直径为5 mm的直径淋巴结，对腹膜后淋巴结有较高预测值。

# 第四节　妊娠滋养细胞疾病

## 一、超声检查

葡萄胎滋养细胞增生、绒毛间质水肿使绒毛变成大小不等的水泡，细蒂相连状如成串葡萄。妊娠滋养细胞肿瘤起源于胎盘绒毛的滋养细胞侵蚀肌层，破坏血管，改变子宫肌壁正常结构，这些病理特征正是超声诊断的声学基础。超声检查可清楚显示软组织图像，尤其是彩色多普勒超声针对妊娠滋养细胞肿瘤极易侵蚀、破坏血管的特点，广泛地应用在妊娠滋养细胞肿瘤的早期诊断，以及疗效观察和疾病转归随访中，是一种便捷、无损伤、可重复的首选检查方法。使用经阴道彩色多普勒超声检查，探头更接近盆腔内子宫，对子宫血流的改变等更加敏感，图像更为清晰，有助于细微病灶的观察。

### （一）葡萄胎超声表现

超声检查对完全性葡萄胎和部分性葡萄胎的诊断正确率均可在95%以上，是临床疑诊葡萄胎首选的辅助检查方法。

葡萄胎超声征象如下。

第一，子宫增大，大多大于停经月份。

第二，宫腔内充满了闪亮密集光点及大小不等"雪片状"或"蜂窝状"杂乱回声，这是葡萄胎主要的超声所见，也是诊断葡萄胎主要的影像依据。

第三，大部分葡萄胎患者的滋养细胞过度增生伴有宫腔积血，使得子宫较正常停经月份为大，超声可见宫腔内不规则液性暗区在"雪片状"或"蜂窝状"杂乱回声边缘。

第四，完全性葡萄胎子宫腔内无胎儿及羊膜等附属物；部分性葡萄胎宫腔内尚可见胎儿组织或残留的绒毛膜囊。

第五，在完全性葡萄胎中，彩色多普勒超声可见子宫动脉表现低阻抗高流速改变，但在部分性葡萄胎中子宫血流改变有时不明显。无论是完全性葡萄胎还是部分性葡萄胎，在宫腔内的"雪片状"或"蜂窝状"回声中均无血流。完全性葡萄胎在与部分性葡萄胎鉴别上较为有意义的是彩色多普勒血流成像，胎盘水泡样退行性变超声检查时"水泡样"组织及其旁可见较为丰富的血流。部分性葡萄胎肌层及宫腔组织内无明显血流或仅见稀疏星点状血流。

第六，卵巢黄素化囊肿往往为双侧性，大小中等（5 cm左右），圆形或椭圆形，囊壁薄，见分隔，囊内液清。但也有部分患者卵巢黄素囊肿较大，大于10 cm的囊肿有时会自发破裂，发生急腹症临床表现，此时超声可见原囊肿张力减低，呈皱缩状，盆腔内有游离液体。

### （二）妊娠滋养细胞肿瘤超声表现

超声诊断妊娠滋养细胞肿瘤时应结合临床病史。子宫超声表现如下。

肿瘤组织超出宫腔范围向肌层浸润，子宫正常大或不同程度增大，形态可不规则，病灶部位局部隆起。

子宫肌层光点粗糙或宫腔内见杂乱回声，子宫正常大小或者增大，可显示为不规则的低回声、海绵状和蜂窝状回声，无明显边界，海绵状和蜂窝状回声内可见缓慢流动液体。子宫局部病灶声像图有时与子宫肌瘤囊性变很相似，需结合临床做出正确判断。

部分患者子宫局部或大部甚至全部表现为不规则的蜂窝状改变，易被误认为葡萄胎残留，实际上为滋养细胞侵蚀子宫肌层后坏死出血的表现，严重时可达子宫浆膜层。

侵蚀性葡萄胎和绒毛膜癌在彩色多普勒超声下的改变具有显著特征，表现为以下几点：血管数目增加，分支多而杂乱；血管层次消失，走向紊乱；子宫壁动-静脉吻合丰富，静脉增粗膨大，形成大量的动静脉瘘；等等。病灶内血流信号极其丰富，呈"枯枝状"或"湖泊状"，血流红蓝相间，色彩斑斓，阻力指数极低，大都为0.2～0.4。极低阻力的动脉性频谱和动静脉瘘频谱超声检查时可出现呈蜂鸣状声音，频谱包络线呈毛刺状，是血管受到妊娠滋养细胞肿瘤侵蚀后的特征性改变。血流频谱主要有3种类型：①高速低阻血流频谱，形态为毛刺状、低振幅的宽带频谱。②类滋养层周围血流频谱。③静脉化动脉频谱，为低阻力型动脉血流频谱。若肌壁内不均低回声内部无明显血流，仅周边有丰富血流，表示该处病灶中央为坏死区。子宫动脉血流参数直接反映子宫血液灌注量的大小以及血流动力学的变化，妊娠滋养细胞肿瘤患者病灶内新生血管增加，血流丰富，致使子宫动脉在这些患者中表现为明显扩张，血流丰富，血流参数改变。肿瘤的生长必定伴随新生血管的发生和体积的增大，而多普勒三维能量超声的血管造影术模式，通过三维超声体积自动测量（VOCAL）技术，评价不规则病灶的形态并进行准确定量。由于能量多普勒比普通彩色多普勒灵敏，而三维超声的显示更可以加强对肿瘤新生血管的细微循环精密的呈现，相信三维能量多普勒超声检查可以取代一部分传统的放射血管造影术，用于妊娠滋养细胞肿瘤的辅助诊断。

近年来，超声计算机技术以及超声造影剂的快速发展，降低了超声血管内造影临床应用的技术难度，提高了其临床应用价值。由肘静脉注射超声微泡造影剂后通过肺循环到达全身，微泡进入血管，极大地增强了血管内的回声，增强彩色多普勒血流信号或灰阶信号，使肿瘤细微血管的显示度提高。超声实时动态下观察病灶内血流灌注情况，可见造影剂灌注肌壁浸润病灶明显早于正常子宫肌壁，消退则晚于正常子宫肌壁，治疗后侵蚀病灶灌注时呈现异常灌注停止，在后期显示灌注的瘢痕灶。目前第二代静脉超声造影剂的平均直径为2.5 μm，远远大于CT、MRI的造影剂直径，无法透过血管壁的细胞间隙进入组织间质，且其稳定性较第一代造影剂明显增强，在微血管的显示上具有明显的优势。

## 二、X线检查

X线检查是妊娠滋养细胞肿瘤诊断中的一项重要辅助检查，主要用于肺部检查，是肺转移首选的检查方法，预后评分系统中肺部病灶个数以胸片上所见个数为标准。肺转移的X线表现多种多样，但基本形态可分为两类。第一类是片状阴影，不规则形态有云片状阴影，常分布在肺的一侧或两侧，边界不清，阴影可仅有一个片，也可满布双肺，如不结合病史和人绒毛膜促性腺激素（hCG）很难和肺结核或不典型肺炎相鉴别，此种阴影常见于早期病例。第二类是圆形阴影，转移灶呈圆形，密度不高。圆形阴影又按其大小，再分为3种：小豆或结节状阴影，直径小于3 cm；中型或棉球状阴影，呈圆形，直径为3～5 cm；大型或团块状阴影，直径大于5 cm。妊娠滋养细胞肿瘤肺转移病灶的分布两下肺较中、上肺为多，右侧较左侧肺转移灶易出现，外侧带比中、内侧带为多。

妊娠滋养细胞肿瘤肺部转移宜进行动态观察，一般在治疗期间至少每月摄片

1次，常为正位片，必要时须加摄侧位片，以了解肺部病灶大小及部位。肺部病灶经过几个疗程化疗，多数皆能逐渐消失。但也有少数虽经多个疗程化疗，临床症状消失，hCG也达正常水平，胸片仍有残存淡薄阴影，甚至持续时间较长，停止化疗后有时持续1年以上，甚至2～3年才逐渐消退，个别可长达5年。在此种情形中，胸片中残存的阴影并不表示肺部尚有滋养细胞病灶。

## 三、CT检查

肺部是妊娠滋养细胞肿瘤最常见的转移部位。脑转移继发于肺转移，早期诊断肺、脑转移对明确预后评分、指导制定治疗方案极为重要，以往常用普通X线摄片诊断肺转移，但难以显示微小和隐蔽的病灶，对临床决策造成错误导向。靠临床判断是否有脑转移，常发现较晚，延误治疗。CT对肺部较小病灶和脑、肝等部位的转移灶有较高的诊断价值。在胸片阴性而改用肺CT检查时，常可发现40%的患者存在肺微小转移。应针对妊娠滋养细胞肿瘤胸片阴性者常规检查肺CT，有肺转移者应常规做脑CT和肝CT。

CT所具有的优势：①CT以层厚10 mm、间隔10 mm进行扫描，可疑处可加薄层（层厚2.5 mm）扫描组织器官的横断面，在此断面中所有组织结构均能清晰显示，不存在胸片的前后左右重叠。②CT的密度分辨率较X线胸片高10～20倍，在两种物质密度相差0.5%的条件下，3 mm的小病灶也能被检出。③CT图像经放大、累加、反转，特殊灰阶功能处理后，可以判别病灶是否由多个小病灶融合而成，密度是否均匀一致，其内是否有小泡征、空洞，边缘是否光滑，有无分叶、毛刺和胸膜凹陷征等，这是分辨良性和恶性肿瘤的重要依据。

妊娠滋养细胞肿瘤肺转移病灶CT所反映的特点其实是转移的瘤细胞滞留、生长、侵蚀、破坏、出血及炎症的病理过程：①增粗的肺纹理（为最早期的肺部改变，类似肺部慢性炎症的表现）；②不定性的斑片影（主要为肺动脉有瘤栓存在，部分血管壁向外突出或滋养细胞侵入肺泡内将血管内及肺泡内瘤变联结成片）；③边缘不光滑的结节和肿块，或者是绒毛状的向肺内突起的结节（主要为转移瘤中心出血坏死，周围滋养细胞聚集，周围的肺组织受积压而萎缩，并伴有水肿、炎性细胞的浸润）；④边缘清楚的结节或肿块（主要为经治疗后，瘤周反应吸收、纤维化）。随着病情的变化，肺部CT的表现一般多按以上顺序演变。

## 四、MRI检查

MRI具有无创、软组织对比度好及多断面成像等优点。葡萄胎的MRI表现：①子宫体积扩大，子宫腔扩大，其内可见大量较均匀的分隔和小囊呈长$T_1$、长$T_2$信号改变，与病理上显示其内滋养细胞增生、绒毛间质水肿及形成大小不等的水泡有关；②宫腔内病变呈典型"蜂窝"状或"葡萄"状，与所形成的水泡状结构排列状态有关；③病变包膜完整，子宫内膜信号连续，肌层呈受压变薄改变，与病理上病变未侵犯子宫肌层相一致；④宫腔及肌层未见明显增粗、迂曲的血管，与间质内胎源性血管消失有关；⑤DWI显示肿块内"蜂窝"状或"葡萄"状结构扩散不受限，可能与病变恶性程度低，细胞排列不太密集，水分子扩散较顺畅有关；⑥增强扫描表现为较均匀的分隔强化，囊泡样结构不强化，与扩张的囊泡状结构缺乏血供有关。

妊娠滋养细胞肿瘤的MRI表现：①病灶内有大量杂乱的等$T_1$、等$T_2$信号的分隔及大小不一致的长$T_1$、长$T_2$信号小囊，与病理上的滋养细胞浸润和多发囊变坏死有关；②病变包膜不完整，可呈囊实性或"蜂窝"状，其内可见片状高信号，主要与病变恶性度较高及坏死有关；③子宫内膜信号不连续，肿瘤侵犯子宫肌层，与子宫肌层界线不清；④病变周围及子宫腔内及肌层出现大量增粗、迂曲的血管流空信号，于$T_1$WI上显示最清楚，此与肿瘤本身的生物学特性有关，肿瘤本身无固有的血管，而是依赖破坏邻近血管获取营养，加之异常增高的hCG激素水平刺激，使子宫原来的血管层次紊乱，甚至出现典型的"血湖"状表现；⑤DWI（高b值时）显示扩散受限，与病变恶性程度高、细胞排列密集及水分子扩散不顺畅有关；⑥增强扫描可见分隔及实性部分强化，囊内可有不规则片状强化，考虑与增粗、迂曲的血管显影有关；⑦一般均为血行转移，很少出现盆腔及腹股沟淋巴结转移。

## 五、PET与PET/CT

PET的基本原理是恶性肿瘤细胞的葡萄糖代谢明显高于正常细胞，PET利用这种变化采用可发射正电子的核素标记葡萄糖衍生物，经放射性换算，获得局部组织代谢的定量功能图，从而清晰显示、定位代谢增高的肿瘤病灶和代谢降低的其他病灶。但是PET的图像质量远不如CT和MRI，因此将PET的高生物特异性与

CT高精度结构成像结合起来，形成新的影像诊断模式PET/CT，它能从分子水平反映疾病的发生、发展过程，在临床症状出现前达到诊断疾病的目的，具有高特异性和高敏感性。在肿瘤方面PET/CT主要有以下几方面的应用：①肿瘤良性和恶性的鉴别诊断；②为发现淋巴结等转移的患者寻找原发病灶；③肿瘤的临床分期；④鉴别肿瘤治疗后的复发与坏死；⑤评定肿瘤的恶性程度及预后分析；⑥评价肿瘤的治疗效果。PET/CT可以诊断出胸片及CT无法发现以及容易误诊的病灶，可以检测到隐匿的绒癌，当传统的影像学方法不能检测到转移病灶时，PET/CT可能会有效地检测出隐匿的转移病灶。

## 六、放射血管介入

妇科肿瘤的盆腔动脉造影可了解盆腔病灶血供和盆腔血管分布。如怀疑肿瘤有远处转移，可同时进行其他脏器的供血动脉造影，如肝动脉、肺动脉造影，从而了解转移灶的情况，有助于判断病灶大小和临床期别。在临床实践中发现一些妇科肿瘤盆腔造影具有特殊征象，可作为诊断和鉴别诊断的依据，这在妊娠滋养细胞肿瘤中尤为突出。妊娠滋养细胞肿瘤盆腔动脉造影可清楚地了解病灶部位及侵蚀程度，不仅有利于疾病的早期诊断，而且对判断化疗效果及预测病变转归均有十分重要的价值。葡萄胎的盆腔子宫动脉造影表现：①子宫动脉增粗、血流增快；②宫腔内不规则造影剂滞留在血窦或绒毛间隙，可见圆形或类圆形充盈缺损；③静脉期提前显影；④病变不侵及子宫肌层。

妊娠滋养细胞肿瘤的造影表现：①子宫动脉扩张、扭曲，子宫肌壁血管丰富，病灶部位出现多血管；②出现子宫肌层动静脉瘘；③出现"肿瘤湖"征象，即造影剂大量溢出血管，形成边缘整齐均匀的片状影；④造影剂滞留，呈头发团样的充盈，又称肿瘤着色；⑤卵巢静脉扩张。如病变向外扩展而形成宫旁转移，则可见在子宫范围外有多血管区或血窦造成的宫旁转移灶阴影，从而清楚地了解病灶部位及侵蚀程度。

# 第五节  妊娠合并卵巢肿瘤

妊娠合并卵巢肿瘤是罕见疾病，随着超声检测的普及和对产科检查的重视，其检出率已由1/1000上升至41/1000。功能性肿瘤（卵泡、黄体和卵泡膜黄素化囊肿等）是妊娠期最常见的卵巢肿瘤类型，占妊娠期卵巢肿瘤总数的54%。其他较常见的良性肿瘤按发病率高低依次为成熟畸胎瘤、浆液性囊腺瘤、卵巢冠囊肿、黏液性囊腺瘤和巧克力囊肿。恶性肿瘤仅占2%～3%，恶性肿瘤中最常见的是未成熟畸胎瘤和无性细胞瘤，妊娠合并上皮性卵巢癌较少见。

妊娠合并卵巢肿瘤患者多无临床症状。50%的患者是在产前超声检查时发现卵巢肿瘤，剖宫产时发现者占4%。由于子宫增大导致盆腔解剖结构改变，肿瘤引起的症状多在妊娠16周后出现。与未妊娠时相比，妊娠期卵巢肿瘤发生扭转、破裂和感染的概率增加，这可能与妊娠妇女的解剖结构、激素水平和血管分布改变有关，但迄今尚无证据说明妊娠加速肿瘤的生长和播散。妊娠不影响卵巢肿瘤患者的预后。

## 一、B超检查

B超检查是首选的辅助检查方法。超声发现卵巢肿物的时间多为妊娠早期和中期，妊娠期卵巢肿瘤多为功能性，最常见的是黄体囊肿，可自行消失，而消退多发生于妊娠16周前。对26 110例早期妊娠的B超检查结果进行回顾性分析，妊娠早期发现的肿物只有26%的病例在妊娠16周后仍持续存在。B超检查不仅能发现无症状的卵巢肿物，对判断肿物的性质亦有较高的价值。囊性肿物、单房、直径小于5 cm者恶性风险低。当卵巢肿物呈以下表现时应高度怀疑为恶性：直径大于6 cm，双侧，具有实性结构，囊性肿物中有大于6 mm的乳头，乳头突起中可探及血流，伴有腹水，持续存在至妊娠16周后。初诊时肿瘤直径大于10 cm，增长速度大于每周0.35 cm时，恶性肿物的可能性明显增加。

## 二、MRI检查

MRI能够反映肿物的形态学特点并对组织进行三维重建，不同的信号强度还可提示肿物的组织构成。因此，MRI可以为孕期B超发现的卵巢肿物提供进一步的影像学特征，对不同类型的卵巢肿物做出更准确的诊断。已证实妊娠期妇女接受MRI检查的安全性，但使用静脉造影剂的安全性尚存在争议。孕期的MRI检查只应用于以下情况：①所需要的信息不能通过其他非电离辐射的方法获得；②这些信息在孕期对孕妇和胎儿是必须加以关注的；③医师认为延至产后再进行诊断是不谨慎的。孕期的前3个月是胎儿器官发育的重要时期，除非绝对必要，MRI的检查时间最好在妊娠12周后。对于孕期的急腹症，MRI可以提示炎症、脓肿形成、出血及肠梗阻等病变的部位。MRI还有助于确定肿物的组织来源、组成及与周围组织器官的关系。

## 三、其他影像学检查方法

研究认为，妊娠妇女接受CT检查时会受到大量的X线辐射。也有报道称进行盆腔和腹腔CT扫描时，胎儿受到的辐射量很少，远低于致畸量。但是由于妊娠期细胞分裂活动活跃，暴露于离子辐射会增加肿瘤的发生率，因此只有在无法进行超声及MRI检查时才使用CT。

PET对恶性肿瘤的诊断和分期有重要作用。但PET多与CT联合使用，而妊娠期使用PET的安全性也未得到评估。因此，只在其他辅助检查无法明确诊断时才考虑使用PET。

# 第九章　CT质量控制

CT图像质量直接决定病变的定位和定性诊断的准确性。要保证CT图像质量，必须加强CT图像形成过程中每一环节的质量控制，掌握质控标准和达到该标准的每一个步骤和方法。本章还介绍了CT机性能检测方法，应该按要求进行测试。

## 第一节　CT图像质量控制

### 一、影响CT图像质量的因素

优质CT图像应具有清晰的解剖结构显示，同时还应具有良好的密度分辨率、高的空间分辨率和时间分辨率、小的噪声和伪影、小的部分容积效应等。为保证获得优质CT图像，需熟悉影响图像质量的因素及图像质量控制的基本内容。CT作为一个复杂的成像系统，影响其图像质量的因素很多，包括数据采集、图像重建及图像显示的每一个环节，如CT性能指标、扫描技术参数、环境条件、操作使用与维护保养等，这些因素相互联系、相互影响，同时又相互制约。

（一）CT的分辨率

分辨率是判断CT性能和评价CT图像质量的重要指标，体现了CT图像质量与重建图像像素值误差的大小和分布，以及图像像素值与物体真实值之间的差异。

它包括空间分辨率、密度分辨率及时间分辨率。

空间分辨率又称高对比度分辨率，是CT扫描系统在高对比度状态下分辨组织细微结构的能力，即鉴别物体几何尺寸大小的能力。其包括两部分，即断层平面内的空间分辨率（X-Y轴）、垂直断层平面的Z向空间分辨率（Z轴）。其影响因素有像素的大小、探测器的宽度及其相邻间距、矩阵、数据取样、X线焦点的尺寸、滤波函数的形式和机器的精度等，其中像素是影响空间分辨率最主要的因素。扫描图像矩阵中像素越大、数目越少，图像的空间分辨率越低，显示图像细节也就越少；反之，扫描图像矩阵中像素越小、数目越多，图像的空间分辨率越高，显示图像细节也就越多。

密度分辨率又称低对比度分辨率，是CT扫描系统在低对比度状态下分辨组织密度差异的能力，即区分密度差别的能力。其影响因素有X线剂量、噪声、探测器灵敏度、层厚及体素大小等，其中噪声是最主要的影响因素。被检体的几何尺寸增大、X线剂量增大时，噪声减小，信噪比（SNR）提高，密度分辨率增加，空间分辨率下降；反之，被检体的几何尺寸降低、X线剂量减小时，噪声增大，信噪比降低，密度分辨率下降，空间分辨率上升。

空间分辨率和密度分辨率密切相关并相互制约，提高空间分辨率，必然会使矩阵增大，像素增多。但在X线剂量不变的情况下，像素增多势必造成每个单位容积所获得光子数量按比例减少，噪声加大，最终导致密度分辨率下降，与组织结构密度相近的病灶显示欠佳或不显示。若要保持密度分辨率不变，必然要适当增加X线光子数量，使每个像素所获得的光子数量不变，但势必增加受检者的辐射剂量。

时间分辨率是评价影像设备性能的重要参数，即单位时间内采集图像的帧数。时间分辨率是相邻两次数据采集最短的时间间隔，与每帧图像采集时间、重建时间、螺距及系统连续成像的能力有关。时间分辨率越高，数据采集越快，CT动态扫描能力越强，血管成像（如冠状动脉）的成功率越高。

### （二）噪声和伪影

噪声是均匀物质的CT成像，其CT值在平均值上下的随机涨落，即标准偏差，其出现的主要原因是单位体积（体素）内光子数量的不均衡，导致采样过程中接收到某些干扰正常信号的信息。检测标准为信噪比。噪声表现为图像的均匀性差，呈颗粒性，密度分辨率降低。其主要来源有3个方面：一是探测器，包括X线的量、探测器的灵敏度、像素的大小和准直器的宽度；二是系统元件，如电子线路元件和机械震动因素；三是重建方法和散射等。

一般将噪声分为两大类，即组织噪声和扫描噪声。前者由各种组织的平均CT值的差异造成，即同一组织的CT值有一定范围的变化，不同组织也可具有相同的CT值；后者又称光子噪声，即X线穿过人体后到达探测器的光子数量有限，致使光子在矩阵内各像素上分布不均，造成扫描均匀组织的图像上各点的CT值不相等，CT值在一定范围内呈常态分布特点。

降低扫描噪声主要通过改变X线光子数量来改变，增加X线光子数量，影像中亮度或密度的随机波动降低，影像的信息量增大，密度分辨率提高。改变X线光子数量是通过改变管电流、管电压和扫描时间来实现的。X射线管电流增加，光子数量增多，噪声减小；X射线管电压增高，X线波长越短，能量越高，穿透力越强，衰减减小，相应的探测器接收到的光子数量增多，图像噪声减小。

在临床扫描工作中，在检查部位较厚、重叠较多或密度较大的组织时，为了减少图像的噪声，必须增加X线光子数量，即选择较高的毫安和较长的扫描时间。对于病变较小的部位，采用薄层扫描时，由于像素数目的增多，为了保证每个像素的X线光子数量，减少噪声，也应增加X线光子数量。一般来说，噪声与X线光子数量的关系是，X线光子数量增加4倍，图像的扫描噪声减小一半，扫描时间延长1倍，图像的信息量增加1倍。这种方法主要用于密度差别较小的组织，以提高病变的检出率。

伪影是指CT图像中重建数据与物体实际衰减系数之间的差异，即在CT成像过程中，由于种种原因被检体不存在，而在图像显示出来的假象。其主要来源于两个方面：一是机器的性能；二是受检者本身。前者主要是机器设备的制造不良、调试不当或机器本身的故障而造成的，常造成放射状和环状伪影、高密度的界面伪影、宽条状伪影和帽状伪影。除此之外，还可出现螺旋伪影、杯状伪影、假皮层灰质伪影、角状伪影和指纹状伪影等。若水芯模型调试不当或采样中心的位置不适，还可引起多角星形伪影。因此，为了减少这些伪影的产生，除对机器进行严格的性能检验外，CT设备安装后调试和校准、定时维修和保养，使CT各系统处于良好的、正常的运转状态也是必要的，同时还必须保证周围环境的稳定，如必须配备稳压装置、恒定室内温度（18~22 ℃）和湿度

（40%～65%）等。

　　患者自身产生的伪影主要是由患者自主或不自主运动、被检组织相邻部位密度差太大及被检部位的高密度异物等导致数据采集前后不一致。自主或不自主运动所致的运动伪影，常表现为粗细不等、黑白相间的条状伪影或叉状伪影，可通过提高管电流、缩短采集时间、运动矫正算法或增大螺距等方法来克服，有时也可辅以药物镇静或安眠患者，对于内脏器官的不自主运动，常采取肌内注射654-2或胰高血糖素的方法克服。被检组织相邻部位密度差太大所致的伪影，即射线硬化伪影，表现为细条状或块状低密度阴影，它的产生是由于X线光子衰减大小与光子的能量有关，高能量光子衰减较小，低能量光子衰减较大。光子穿透组织前后，其能量谱特征并不一致，因而X线经过两种密度差交界面后硬化程度不均，经计算和重建在交界面处出现假象，如颅内的枕大粗隆、窦腔内的气体和胃泡气体等，可通过校正算法、迭代重建或口服对比剂等方法来减小组织的密度差，适当加大窗宽来克服，如对于胃泡气体，可在扫描前饮用清水来减少伪影对腹部脏器的干扰。被检部位的高密度异物所致的交叠混淆伪影，常为放射状或星芒状伪影，如体内手术后的银夹、骨折的固定钢板及体内的金属异物等，此伪影的产生主要是由于高密度异物在扫描过程中吸收了大部分X线，其投影影响了吸收值的计算和测量。该伪影可通过长、短内插或交叠采样等方法来克服，临床常通过加大窗宽来减轻干扰。

　　（三）部分容积效应和周围间隙现象

　　部分容积效应和周围间隙现象是影响图像质量的重要因素，周围间隙现象是部分容积效应的特殊表现。CT图像上各个像素的数值代表相应单位体积CT值的平均数，同一层面中含两种或两种以上不同密度的组织，感兴趣区的CT值不能真实地反映其中任意一种组织的CT值，它是该感兴趣区组织的平均CT值，这种现象称为部分容积效应，而部分容积伪影则源于高对比组织结构边缘部分进入探测器单元，并影响某一探测通道，该探测器单元记录的信号是投影束经过高对比组织及背景组织的累积衰减。它主要与层厚和周围组织的密度有关：层厚越薄，所测组织与周围组织的密度差越小，CT值越接近真实组织的CT值；相反，层厚越厚，所测组织与周围组织的密度差越大，CT值就不能反映真实组织的CT值。如果感兴趣区组织密度高于周围组织，所测得的CT值比实际CT值低；反之，如果感兴趣区组织密度低于周围组织，所测得的CT值比实际CT值高。

减少部分容积效应的方法：一是正确设置标准的体位；二是对小于层厚的病灶，必须采用薄层扫描；三是力求在病灶中心测量CT值，感兴趣区面积要小。

周围间隙现象是扫描线束在两种结构的邻接处相互重叠所造成的。在同一扫描层面上，与该层面垂直的两种相邻且密度不同的结构，其边缘分辨不清，CT值也不准确，密度高者其边缘的CT值低于本身CT值，密度低者其边缘的CT值高于本身CT值。减少它的方法同减少部分容积效应的方法一样，主要是采用薄层扫描和较小的准直，从而对组织边缘进行更精细的数据采样。

## （四）X线剂量与层厚

### 1.X线剂量（X-ray dose）

在CT扫描过程中，对不同的患者及同一患者的不同部位，应根据组织的厚度、密度、个体因素及不同疾病等选择不同的X线剂量，X线的剂量主要通过改变管电流、扫描时间及不同算法等来决定。管电流大，扫描时间长，相应地X线的剂量大；相反，管电流小，扫描时间短，迭代重建等，相应地X线的剂量小。选择剂量大小的原则是合理可能尽量低原则（ALARA）：在保证图像质量的前提下，尽可能降低患者所接受的X线剂量。对于密度较大的组织或微小的结构，为了保证图像质量，必须加大剂量，以提高图像的密度分辨率和空间分辨率。

### 2.层厚

层厚是指断层图像所代表的实际解剖厚度，它是影响图像质量的重要因素。层厚越薄，图像的空间分辨率越高，此时探测器所获得的X线光子数量减少，CT图像的密度分辨率下降。增加层厚，探测器所获得的X线光子数量就增多，密度分辨率提高，而空间分辨率下降。CT扫描层厚的大小主要根据组织和病变的大小而定。小病灶和微小结构的显示，必须采用薄层采集或薄层重建，同时要适当增加X线剂量；大病灶或组织范围较大的部位，应选择厚层采集，层厚和层间距尽量相等；但对病灶内部结构及细微信息的显示，必须进行薄层采集，以利于观察细节和测量CT值，帮助病变定性。

（五）视野与滤波函数

1.视野

视野即观察的范围，可分为扫描野（SFOV）和显示野（DFOV）。扫描野即根据观察部位的大小选择合适的扫描范围；显示野应根据病变所处部位、大小和性质而定，使重建图像显示得更清楚，突出病灶的细微结构。通常情况下，都是通过改变显示野或选择不同的矩阵等方法来提高图像的分辨率，但图像重建像素的大小受CT扫描机本身固有分辨率的影响。重建像素、显示野和矩阵三者的关系如下。

$$重建像素=显示野/矩阵 \qquad (9-1)$$

如果显示野不变，重建像素随矩阵的变化而变化，矩阵大，重建像素值就小，图像分辨率就高，但图像重建时间延长。如果矩阵固定不变，在不影响图像质量的前提下，减小显示野，也可以获得较小的像素值，从而提高图像的空间分辨率，图像重建时间也大大缩短。

2.滤波函数

滤波函数又称重建算法，是图像重建时所采用的一种数学计算程序。CT机内部系统设置有许多的数字软件过滤器，在成像处理过程中，根据不同组织病变的对比和诊断的需要，宜选择合适的滤波函数显示最佳图像，提高图像的空间分辨率和密度分辨率。在图像重建过程中，常采用标准数学算法、软组织数学算法和骨细节数学算法3种算法。

标准数学算法使图像的密度分辨率和空间分辨率相均衡，是为对密度要求不高的组织，即对分辨率没有特殊要求的部位而设定的重建算法，常用于脑组织和脊髓的重建；软组织数学算法在图像处理上更强调图像的密度分辨率，常用于密度差别不大的组织，图像显示柔和平滑，如肝、脾、胰、肾和淋巴结等的显示；骨细节数学算法在图像处理上更强调图像的空间分辨率，主要适用于密度相差较大的组织及组织细节特征的显示，图像显示边缘锐利、清晰，如内耳、肺和骨盆等的显示。

## 二、图像质量控制内容

根据欧共体工作文件（EUR16260EN.1996.6），CT图像质量控制内容包括以下4个方面。

### （一）诊断学标准

诊断学标准包括影像解剖学标准和物理学影像标准两个方面。影像解剖学标准必须满足临床提出的诊断学要求，这些标准可通过解剖特征的"可见度"和"清晰显示"来表述。以解剖学标准为依据的CT影像质量评价，应考虑病理改变时检查区域的解剖结构与不同组织间的对比状况。物理学影像标准是通过客观方法进行测试，可用物理参数的术语来表征，如一致性、线性CT值、层厚、空间分辨率、密度分辨率、伪影和噪声等，它依赖于CT设备的技术性能和扫描参数。可通过体模测试对以上参数进行量化测定，通过伪影的显现来评估。为了保证CT设备性能的一致性，必须按常规对设备的性能等进行测试校准，它是优良CT影像质量的保证。

### （二）成像技术条件

成像技术条件包括螺距、采集层厚、层间距、视野、滤波函数、机架倾斜角度、曝光参数、体层厚度、重建方法、窗宽、窗位等参数。

### （三）临床和相关的性能参数

一系列的临床和相关的性能参数在CT检查的正当化和成像最优化方面起着重要作用。为了确保CT检查规范进行，并在合理的辐射剂量下保证诊断质量，临床和相关的性能参数包括针对临床问题的回答、患者准备（包括合作、交流、禁食、体位、运动、对比剂的服用、防护屏蔽等）、扫描方法、影像观察条件等。

### （四）受检者辐射剂量

CT检查的辐射剂量相对较高，检查中对受检者辐射剂量的防护应予以特别重视，应遵循辐射剂量防护原则。在不影响单次检查的诊断价值的前提下，应低于正常参考值的剂量，适度接受噪声。

## 三、图像质量控制方法

CT成像是一个调制和传递的过程，CT图像质量的影响因素多而复杂，必须掌握图像质量控制方法，保证CT图像能如实地反映人体组织的解剖结构，并提供丰富的诊断信息。

### （一）优化扫描方案

螺旋CT平扫的扫描方案包括扫描的管电压、曝光、准直器宽度、螺距、重建层厚、重建间距等，增强扫描及血管成像还包括对比剂量、注射速率、扫描延迟时间等重要参数。优化扫描方案可选择尽可能小的准直宽度、小螺距及尽可能薄层重建图像，增强扫描及血管成像需要在靶器官对比剂达到峰值时进行数据采集。

### （二）提高空间分辨率

提高空间分辨率，即提高每厘米内的线对数。主要方法有减小像素、加大矩阵、减小探测器孔径、减小探测器间的距离、增加探测器的数量、采用骨细节数学算法等，其中减薄层厚、减小像素、增大矩阵及骨细节数学算法是临床提高空间分辨率常用的方法。

### （三）增加密度分辨率

密度分辨率主要取决于每个体素接收的X线光子的量，增加探测器接收的X线光子数量，可通过提高管电压、管电流和曝光时间来实现。毫安秒（mAs）提高，球管X线光子数量输出增多。加大管电压，X线的波长变短，穿透力增强，单位体积的光子数量相对增加，均可提高密度分辨率。密度分辨率与层厚的关系成正比，层厚增加，即增大被检组织的几何尺寸，体素加大，单位体积的光子数量增加，密度分辨率增加。采用软组织滤波函数、重建，提高信噪比，相对降低噪声，密度分辨率也可提高。总之，临床常通过提高管电压、管电流和曝光时间，增大体素，增加层厚，使用软组织函数，增大被检组织的几何尺寸等来增加密度分辨率。

## （四）降低噪声

噪声大小受层厚、X线剂量大小和重建算法等因素的影响。克服的办法首先是减小扫描层面的厚度，提高CT值的测量精度；其次是提高X线的曝光条件，增加曝光量；再次是增大像素，提高单位体积的光子数量；最后是提高探测器的质量，在图像重建中采用恰当的算法（标准数学算法或软组织数学算法）。总之，增加曝光量、增加厚度、增大体素、提高探测器的质量、采用恰当的滤波函数等可降低噪声，临床检查主要根据患者的年龄、体重指数、检查部位及不同疾病等来调整曝光量，从而达到降低辐射剂量和保证图像质量的目的。

## （五）消除伪影

CT图像伪影涉及CT机部件故障、校准不够及算法误差甚至错误等因素，要消除此类伪影，需根据图像伪影的形状、密度变化值及扫描参数等进行具体分析处理。探测器的几何尺寸及间隙要尽量小，同时探测器及电路的稳定性要好，这是减少设备故障伪影的根本。安装CT设备后，必须进行调试、空气校准及定期维修保养，经常检测采样线路和采样投影值，使设备各系统处于良好的正常运转状态，且对客观环境给予保证，如配有专线稳压装置，室内温度、湿度符合要求，等等。对于患者的人为伪影，应针对原因加以去除，如金属物的去除，对不合作患者给予镇静剂，等等。生理性运动伪影则采用屏气和缩短扫描时间的方法解决。

## （六）减少部分容积效应的影响

部分容积效应直接影响图像质量，扫描层厚与被扫描物体的大小和形状有很大的关系：当被扫描物体的厚度等于扫描厚度的直方体，所测CT值全部真实；当被扫描物体的直径等于扫描厚度的球体，被扫描物体全部在扫描层面中，所测CT值中心部分真实，边缘部分不真实；当被扫描物体球体部分在扫描层面内或被扫描物体小于层面厚度，所测CT值都不真实。一般来说，薄层扫描或薄层重建可减少部分容积效应，但层厚减薄会增加辐射剂量和噪声，影响密度分辨率，为避免过多的辐射剂量，扫描层厚为被扫描物体直径的一半时，可以最大限度地避免部分容积效应的影响。

（七）控制辐射剂量

降低辐射剂量的方法有多种。

降低管电压：降低管电压同时降低X线能量，引起组织对X线吸收量增加及信噪比降低。

增大螺距：可减少曝光时间同时降低辐射剂量，但螺距过大会导致Z轴分辨力下降，影响图像质量，同时容易造成微小病灶漏检。

降低管电流：由于管电流量与辐射量之间呈线性关系，降低管电流可使辐射剂量相应下降。降低管电流是目前使用最多也是最具潜力的降低辐射剂量的方法。

总之，图像质量控制的方法很多，X线剂量、扫描层厚、扫描野、算法、窗技术等任意一个或多个参数改变，图像的质量也将随之改变。只有真正了解单个或多个参数对图像质量的影响，才能真正掌握图像质量控制的方法。另外，熟悉人体解剖、掌握各系统疾病的影像诊断知识，对图像质量控制的改进有很大的帮助。

# 第二节 CT性能指标及检测

## 一、CT性能指标

CT性能指标是衡量CT机工作状态的重要参数，包括机器的扫描时间、重建时间、扫描周期、辐射剂量等。

（一）扫描时间

扫描时间是指完成一次X线数据采集所持续的时间，即扫描每一层面时，所需的X线曝光时间。螺旋CT机的扫描时间是指在X线发生的过程中，限定扫描架旋转360°的时间，即X线穿透辐射从开始到结束所需的时间。穿透辐射至少要保证重建一幅图像的透射测量，并保证CT设备能提供良好的图像质量。因而，扫描时间是CT机性能的主要技术指标。

一般的CT设备都设置有几种扫描时间供扫描选择，短的扫描时间可以有效地减少或消除患者运动造成的成像结构的变形和衰减值的失真。目前多排螺旋CT机在一次屏气期间可获得多个或全部扫描层面的数据，可以消除反复多次屏气扫描所出现的漏扫或重复扫描的弊病。CT发展的趋势是从提高扫描速度方面来提高图像质量，包括缩短数据采集时间、层间延时时间和计算机运算处理时间。但是扫描时间太短，势必增加图像噪声，要减少图像噪声，又必然增加患者的辐射剂量。

## （二）重建时间

重建时间是指阵列处理（AP）机在主控计算机的控制下，将原始数据重建成显示数据矩阵所需要的时间，也就是从扫描完毕到图像显示在监视器上的时间。重建时间与重建矩阵、AP机的运算速度和内存容量有关。一般重建矩阵越大，运算速度越快，内存容量越大，重建时间就越短；反之就越长。重建时间缩短，除可以提高扫描效率外，还可以不断修正和补充扫描计划。目前的CT机，由于采用了特殊的AP机，数据采集和图像重建可同时进行，图像重建可以在几秒内完成，甚至可以缩短到1秒或1秒以下，并可进行CT图像实时重建或称实时透视图像。

## （三）扫描周期

扫描周期是指从第一层面扫描开始到下一层面扫描开始的最短时间间隔，它是评价一台常规CT机的重要指标之一。通过扫描周期的评价，可间接观察X线球管的质量和计算机的运算速度。周期时间是指对组织的某一层面扫描开始，经重建到图像的显示，直至摄影完毕的全过程所花费的时间。早期CT扫描中的周期时间是指采集时间和图像重建时间之和，但目前各类CT机都有并行的处理功能，主控计算机和AP机同时工作，因此边扫描边重建，前一层重建尚未结束，后一层扫描又开始，扫描周期时间明显缩短。

## （四）辐射剂量

辐射剂量是指在X线的扫描过程中，扫描被检体所使用的X线的剂量。由于X线是一种电离辐射，当它穿过物质时，会在物质内部引起电离。辐射剂量的测量方法是利用X线照射空气，测量空气中产生的正负电荷。辐射剂量的单位分为照射剂量和吸收剂量两种，前者用R（伦琴）表示，后者用rad（拉德）表示。辐射剂量作为CT机的一项重要的技术指标，它反映的是X线的强度和硬度。增大X线的剂量可以减少图像的噪声，但受X线防护原则的限制，受检者在接受X线的剂量时存在着一个安全标准，不能无限制地增加剂量。

## 二、CT机性能检测

CT机性能的检测主要是定期对CT机的一些软硬件进行常规监测和维护，确保CT的成像质量，获得优良精准的CT图像，主要技术指标包括：CT值的准确性、CT值的均匀性、噪声、空间分辨率、密度分辨率、层厚、采集层厚、辐射剂量分布、横断面有效剂量、床移动精度、定位指示灯精准性、机架倾斜精确性及机器的安装与调试等。

### （一）水模平均CT值测试

随机配带水模测试，采用非螺旋扫描方式。正常参考值：水的平均CT值应接近0，空气的CT值应为-1000 HU。正常值范围：水的平均值正常波动范围不超过±3 HU，空气的平均CT值不超过±5 HU。测试频度：每天一次。

### （二）CT值的均匀性测试

随机配带水模测试，采用非螺旋扫描方式。正常参考值：4个部位（上、下、左、右，感兴趣区为2～3 cm²）所测水的CT值应为0。正常值范围：所有部位测得的CT值平均差值不应大于5 HU。测试频度：每年一次。

### （三）噪声水平的测试

随机配带水模测试，其他扫描参数不变，递增曝光量和扫描层厚，采用非螺旋扫描方式。正常参考值：在均质物体中，CT值的标准偏差与噪声水平成正比。通常其他扫描参数不变，随着曝光量的增加，CT值的标准偏差减小。正常值范围：CT安装后应做噪声水平测试，并保存噪声变化曲线，随着设备使用年限的增加，噪声曲线应无显著变化。测试频度：每年一次。

## （四）高对比度分辨率测试

高对比度分辨率体模（或测试线对板）测试，采用非螺旋扫描方式。正常参考值：如采用头颅标准扫描模式，高对比度分辨率约为1 mm；采用高分辨率模式，其分辨率可达0.25 mm。正常值范围应根据不同的CT机而设定。测试频度：每月一次。

## （五）低对比度分辨率测试

低对比度分辨率体模测试，采用非螺旋扫描方式。正常参考值：一般低对比度分辨率约为5%，即能分辨直径为4～5 mm的小孔，随设备使用年限的增加，其低对比度分辨率将有所降低。测试频度：每月一次。

## （六）机器的安装、调试与校准

安装时要保证CT机房的设计与布局合理，除严格按照防护原则设计X线的防护外，还要考虑既能充分发挥CT机各部件的功能，又能合理利用有效的空间开展日常的检查工作。CT机属贵重精密仪器，内含计算机和大量精密元器件，为了保证元器件的散热和磁盘机的稳定，CT机房和计算机房必须防尘，温度保持为18～25 ℃，湿度以40%～65%为宜。电源功率要足够大，工作频率稳定。安装CT机必须注意：一是开箱检查时要对照装箱单清点装箱内容，核对名称和数目，检查有无元器件的损伤；二是避免多次搬动造成损坏，各部件的放置应事先安排，尽量一次到位；三是必须检查电源电压、频率和功率是否符合设备的要求，电缆槽和各连线的安排是否合理。

调试与校准工作基本上由软件完成。调试与校准的内容包括X线的产生、探测器信号的输出、准直器的校准、检查床的运行、图像显示系统和照相机的调试等。所有的调试内容完成后，进行水模测试，目的是测试横断面照射野范围内X线剂量的均匀一致性和CT值的准确性。照射剂量一致性的测试通常由CT机附带软件完成，要求在圆形水模的图像中间和四周（中心及偏离水模边缘1 cm的3、

6和9、12点钟位置）各设一个测试区。照射野范围内X线剂量不均一的产生原因是机架扫描圆孔的范围内处于中间部分的线路较长，导致扫描过程中X线束的硬化。X线束的硬化通常由CT机内的软件来校正，在扫描过程中，应尽可能将患者置于机架扫描孔的中央。

# 参 考 文 献

[1] 张庆，苏湲淇. 护理药理学[M]. 2版. 北京：中国医药科技出版社，2019.

[2] 杨光，王雁群，何宁. 药理学[M]. 广州：世界图书出版广东有限公司，2020.

[3] 张丽. 药理学[M]. 北京：中国纺织出版社有限公司，2019.

[4] 杨解人，宋建国，黄正明. 护理药理学[M]. 合肥：中国科学技术大学出版社，2016.

[5] 陈玮. 药理学[M]. 北京：中国协和医科大学出版社，2020.

[6] 严菲，吴倩. 药理学[M]. 镇江：江苏大学出版社，2019.

[7] 刘建文. 药理学[M]. 2版. 上海：华东理工大学出版社，2020.

[8] 孟海伟，张忠和. 胸部影像解剖图谱[M]. 济南：山东科学技术出版社，2020.

[9] 霍布斯，考克斯. 胸部影像学：核心复习[M]. 范丽，译. 天津：天津科技翻译出版有限公司，2019.

[10] COLLINS J，STERN E J. 胸部影像学精要（原书第3版）[M]. 孙宏亮，译. 北京：中国科学技术出版社，2018.

[11] 赵一平，袁欣. 乳腺疾病影像诊断与分析[M]. 北京：科学出版社，2020.

[12] 刘美兰. 妇产科与影像学诊断[M]. 天津：天津科学技术出版社，2018.

[13] 谢强. 临床医学影像学[M]. 昆明：云南科技出版社，2020.

[14] 王延梅. 影像学诊断与临床[M]. 长春：吉林科学技术出版社，2017.

[15] 姚旭峰，李占峰. 医用CT技术及设备[M]. 上海：复旦大学出版社，2018.